Kohlhammer

Marcus Rall, Maria Reden,
Sascha Langewand, Rolf Dubb

Crew Resource Management (CRM) für die Intensivmedizin

Strategien zur Fehlervermeidung und Optimierung der Teamarbeit

Unter Mitarbeit von Martin Stiehl

Verlag W. Kohlhammer

Dieses Werk einschließlich aller seiner Teile ist urheberrechtlich geschützt. Jede Verwendung außerhalb der engen Grenzen des Urheberrechts ist ohne Zustimmung des Verlags unzulässig und strafbar. Das gilt insbesondere für Vervielfältigungen, Übersetzungen, Mikroverfilmungen und für die Einspeicherung und Verarbeitung in elektronischen Systemen.

Die Wiedergabe von Warenbezeichnungen, Handelsnamen und sonstigen Kennzeichen in diesem Buch berechtigt nicht zu der Annahme, dass diese von jedermann frei benutzt werden dürfen. Vielmehr kann es sich auch dann um eingetragene Warenzeichen oder sonstige geschützte Kennzeichen handeln, wenn sie nicht eigens als solche gekennzeichnet sind.

Es konnten nicht alle Rechtsinhaber von Abbildungen ermittelt werden. Sollte dem Verlag gegenüber der Nachweis der Rechtsinhaberschaft geführt werden, wird das branchenübliche Honorar nachträglich gezahlt.

Dieses Werk enthält Hinweise/Links zu externen Websites Dritter, auf deren Inhalt der Verlag keinen Einfluss hat und die der Haftung der jeweiligen Seitenanbieter oder -betreiber unterliegen. Zum Zeitpunkt der Verlinkung wurden die externen Websites auf mögliche Rechtsverstöße überprüft und dabei keine Rechtsverletzung festgestellt. Ohne konkrete Hinweise auf eine solche Rechtsverletzung ist eine permanente inhaltliche Kontrolle der verlinkten Seiten nicht zumutbar. Sollten jedoch Rechtsverletzungen bekannt werden, werden die betroffenen externen Links soweit möglich unverzüglich entfernt.

1. Auflage 2025

Alle Rechte vorbehalten
© W. Kohlhammer GmbH, Stuttgart
Gesamtherstellung: W. Kohlhammer GmbH, Heßbrühlstr. 69, 70565 Stuttgart
produktsicherheit@kohlhammer.de

Print:
ISBN 978-3-17-043690-9

E-Book-Formate:
pdf: ISBN 978-3-17-043691-6
epub: ISBN 978-3-17-043692-3

Inhalt

Die AutorInnen 9

Einleitung 11

1   Was ist Crew Resource Management (CRM) 13
    Die Sicherheit muss sich erhöhen! Daten zum Thema 16

2   Die 15 CRM-Leitsätze 19
    CRM als klinisches Sicherungsseil 21
    Der Beweis ist erbracht: CRM-Training rettet Leben! 24
    Leitsatz 1: Kenne Deine Arbeitsumgebung (Technik &
              Organisation) 25
    Leitsatz 2: Antizipiere und plane voraus 28
    Leitsatz 3: Fordere Hilfe an – lieber früh als spät 32
              Exkurs: »SBAR« – Die
              Kommunikationstechnik zum Anfordern von
              Hilfe 34
    Leitsatz 4: Übernimm die Führungsrolle oder sei ein
              gutes Teammitglied mit Beharrlichkeit 36
    Leitsatz 5: Verteile die Arbeitsbelastung (Das
              10-für-10-Prinzip) 39
              Exkurs: Das 10-Sekunden-für-10-Minuten-
              Prinzip oder »Wie kleine Pausen schneller
              und besser machen?« 39
              Warum »10-für-10?« 39
              Wann kommt das »10-für-10« zum Einsatz? ... 41

Leitsatz 6:	Mobilisiere alle verfügbaren Ressourcen (Personen & Technik)	46
Leitsatz 7:	Kommuniziere sicher und effektiv – sag, was Dich bewegt	48
	Exkurs: Die »Kommunikations-Treppe« und »Close-Loop-Kommunikation«	51
Leitsatz 8:	Beachte und verwende alle vorhandenen Informationen	58
Leitsatz 9:	Verhindere und erkenne Fixierungsfehler	60
	Exkurs FOR-DEC	64
Leitsatz 10:	Habe Zweifel und überprüfe genau (»Double check«, nie etwas annehmen)	66
	»Nie etwas annehmen!« – denn Annahmen sind ein großer Feind der Patient:innensicherheit	69
Leitsatz 11:	Verwende Merkhilfen und schlage nach	69
	Warum braucht man Checklisten?	72
Leitsatz 12:	Re-evaluiere die Situation immer wieder. (Nutze das »10-für-10-Prinzip«)	73
Leitsatz 13:	Achte auf gute Teamarbeit	77
Leitsatz 14:	Lenke deine Aufmerksamkeit bewusst (Situation Awareness)	79
	Exkurs: Die »Stop-Injekt: Check«-Methode (SIC)	81
	Falscher subjektiver Zeitdruck (»Giftpflanze Zeitdruck«) im Bereich von Sekunden	84
Leitsatz 15:	Setze Prioritäten dynamisch	86

3	**Das CRM-Training**		**89**
	3.1	Warum lohnt sich ein CRM-Training für eine Institution?	89
	3.2	Warum lohnt sich CRM-Training für die Mitarbeitenden?	90
	3.3	Wie kann CRM trainiert und geschult werden?	91
		3.3.1 CRM-Seminare	91

	3.3.2 Qualifikation der seminarbasierten CRM-Ausbildenden	93
3.4	CRM-basierte Simulations-Teamtrainings	94
3.5	Deutsche Gesellschaft zur Förderung der Simulation in der Medizin (DGSiM) Mindestanforderungen	100
3.6	Ausbildung von Instruktoren:innen	103
	Besondere Qualifikation der CRM-Simulations-Instruktor:innen	103
3.7	Mehr als Training von Individuen – Teameffekt, Sicherheitskultur und Systemsicherheit	105
	Training ganzer Abteilungen »en bloc«	105

Fazit **108**

Literaturverzeichnis **112**

Die AutorInnen

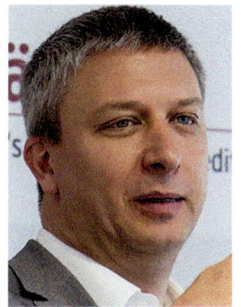

Dr. med. Marcus Rall ist Gründer und Leiter des Instituts für Patientensicherheit & Teamtraining (InPASS GmbH). Er war von 1995–2012 am Universitätsklinikum Tübingen in der Anästhesie und Notfallmedizin tätig. Seitdem führte er zahlreiche Forschungsprojekte und tausende interdisziplinäre Trainings im Bereich CRM durch.

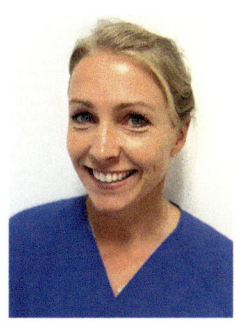

Maria Reden, Fachärztin für Anästhesie, Zusatzbezeichnung Spezielle Intensivmedizin und Notfallmedizin.

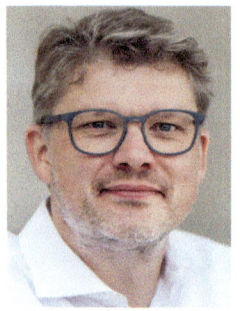

Sascha Langewand, M.A. hat Kommunikation- sund Organisationspsychologie studiert und ist Leiter Training und Bildung bei InPASS GmbH.

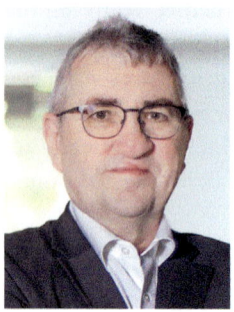

Rolf Dubb, B. Sc., M. A. ist Fachkrankenpfleger I+A, Intensive Care Practitioner, Fachbuchautor, Fachbereichsleitung und Leitung des Simulationszentrums an der Akademie der Kreiskliniken Reutlingen gGmbH.

Einleitung

Sie arbeiten in der Intensivmedizin, um schwerkranken und schwerstkranken Patient:innen zu helfen. Dieses Buch kann Ihnen und Ihrem Team helfen, typische Fehler zu vermeiden. Fehler, die den Behandlungserfolg einschränken und Fehler die eventuell sogar Patient:innen schaden. Diese Fehler entstehen zu fast 70 % im Bereich der sogenannten »menschlichen Faktoren« (Human Factors). Die in diesem Buch praxisnah im Kontext der Intensivmedizin vorgestellten Prinzipien des CRM (Crew Ressource Management) helfen genau diese 70 % der Fehler und Folgeschäden zu minimieren. Für Sie, für Ihr Team und für Ihre Patient:innen.

Im täglichen beruflichen Handeln sind jedem in der Intensivmedizin tätigen Mitarbeitenden sicher folgende Sätze bekannt:

»Das hätte nicht passieren müssen«
»Oh nein, ich wollte doch eigentlich…!«
»Ich dachte, das war klar…!«
»Wieso hast Du das anders gesehen und nichts gesagt?«
»Hinterher war uns allen klar, wie man den Zwischenfall hätte verhindern können!«

Wie oben erwähnt, haben tragische Zwischenfälle in der Medizin zu 70 % ihre Ursachen im Bereich der Human Factors. Es handelt sich meist nicht um fehlendes Fachwissen und mangelndes technisches Können (Cooper u. a. 1984). Die Zwischenfälle im Bereich der menschlichen Faktoren wären größtenteils vermeidbar. Und damit wäre auch das enorme Leid für die Patient:innen und die hohe Belastung für die Mitarbeitenden in der Intensivmedizin vermeidbar (sog. Second Victim Problematik).

Dieses Buch erklärt, wie tragische Zwischenfälle entstehen und wie diese von Ihnen und Ihrem Team wirksam und systematisch mit den Leitsätzen des Crew Resource Management (CRM) verhindert werden können.

Die Anwendung der CRM-Leitsätze ist weltweit de facto Standard für fast alle Teamtrainings in allen Hochsicherheitsindustrien wie Luftfahrt, Großchemieanlagen u. a. Zahlreiche Studien belegen in der Zwischenzeit auch die hohe Wirksamkeit von CRM in der Medizin. Die Bedeutung von Human Factors und CRM für die sichere Versorgung speziell von Notfallpatienten wird zunehmend von den großen Organisationen wie dem European Resucitation Council (ERC) oder der American Heart Association (AHA) erkannt. Die konsequente Anwendung von CRM im Team in der klinischen Praxis rettet Leben!

1 Was ist Crew Resource Management (CRM)

Eine gute Patient:innenversorgung in der Intensivmedizin erfordert mehr als nur gutes Fachwissen und medizinische Fertigkeiten. Damit die Versorgung von Patient:innen unter den oft vorliegenden »nicht-idealen Bedingungen der Realität« gelingt, sind wichtige Aspekte der Human Factors und des Verhaltens im Team zu berücksichtigen. Nur gute und effektive Teamarbeit führt langfristig zu guten Behandlungsergebnissen und zu einer befriedigenden Tätigkeit mit Spaß am anspruchsvollen Beruf in der Intensivmedizin (Dubb u. a. 2019). Die Kenntnis und Anwendung von CRM ist dafür entscheidend.

> **CRM-Definition:**
>
> Crew Resource Management (CRM) ist »die Fähigkeit, das Wissen, was getan werden muss, auch unter den ungünstigen und unübersichtlichen Bedingungen der Realität eines medizinischen Notfalls in effektive Maßnahmen im Team umzusetzen« (nach David Gaba, Stanford, Gaba 1989, Gaba und Fish et al. 1994).
>
> Es beinhaltet Techniken und Verfahren, um die Einflüsse des »Human Error« zu erkennen und ihnen zu entgehen. Die darin enthaltenen Verhaltensprinzipien für Teams und Individuen, erhöhen die Sicherheit durch Prävention und Bewältigung von kritischen Situationen (Not- und Zwischenfälle). CRM dient sowohl zur Prävention als auch dem Management von kritischen Ereignissen. Es hat sich weltweit in vielen Hochrisikoindustrien über Jahrzehnte bewährt und hält ak-

tuell mehr und mehr Einzug in die Medizin, insbesondere in die Akutmedizin.

Das CRM wurde von Gaba und Howard aus Stanford erstmals in Form des »Anesthesia Crisis Resource Managements« (ACRM) in die Medizin eingeführt (Howard und Gaba et al. 1992, Gaba und Fish et al. 1994. Es wurde aus bewährten Schulungskonzepten der Luft- und Raumfahrt (Cockpit Resource Management) abgeleitet (Helmreich und Foushee 1993, Kanki und Palmer , Wiener, Kanki et al.) und an die speziellen Belange der Medizin adaptiert. Die hieraus von Rall und Gaba entwickelten CRM-Leitsätze (▶ Kap. 2) haben sich mittlerweile, mit gewissen Varianten, weltweit als de facto Goldstandard beim CRM-Training mit und ohne Simulatoren etabliert. Es wird angenommen, dass bei konsequenter Umsetzung der CRM-Leitsätze in medizinischen Teams, die überwiegende Mehrzahl der Fehler und Zwischenfälle vermieden, oder zumindest in der Auswirkung abgeschwächt werden können (Hunt u. a. 2009, Rall und Gaba 2009, Landrigan u. a. 2010, Rall 2010, Rall und Lackner 2010, Rall u. a. 2011, Rall 2012, Rall 2013, Makary und Daniel 2016, Schulz u. a. 2017).

Die folgende Abbildung (▶ Abb. 1.1) zeigt das »CRM-Molekül« mit allen international akzeptierten Hauptfaktoren der menschlichen Faktoren (NOTECH-Framework) (European Commission DG VII, Flin und Maran 2004).

In der Mitte des Moleküls ist die Kommunikation als »Proton« dargestellt, welches die anderen Elemente zusammenhält, oder wie wir manchmal sagen: »Kommunikation ist wie der Klebstoff, der die verschiedenen Aspekte der Human Factors oder des CRM zusammenhält. Die CRM-Leitsätze nach Rall und Gaba berücksichtigen sämtliche NOTECH-Kriterien als leicht anwendbare Merksätze (Rall 2004, Rall 2005, Rall 2009).

1 Was ist Crew Resource Management (CRM)

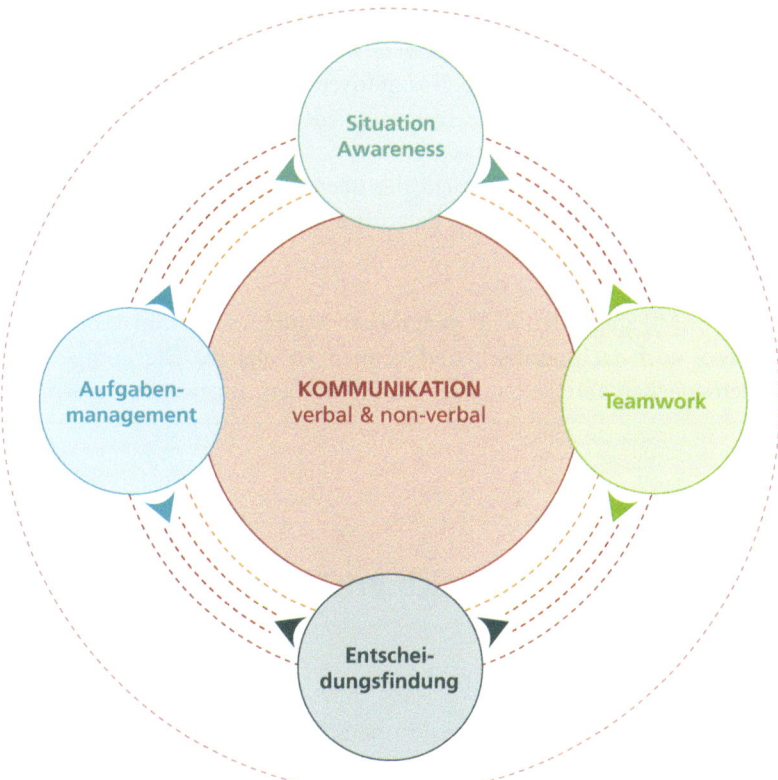

Abb. 1.1: Das CRM-Molekül: Die Elemente der menschlichen Faktoren als Molekül dargestellt. (©M. Rall, InPASS)

CRM-Begriffe:

Crew = alle Personen, die in einer Situation für eine Aufgabe zusammenarbeiten. Typischerweise bestehen Crews aus Personen verschiedener Disziplinen/Berufsgruppen. Früher wurde auch häufig der Begriff »Crisis« statt »Crew« verwendet. Da CRM aber die Prävention und das Management von kritischen Situationen beinhaltet, greift »Crisis« zu kurz.

Resource = alle Personen, Geräte und Verfahren, die zum Schutz und Wohle der Patient:innen eingesetzt werden können. Die eigene (!) Person ist mit ihren individuell-kognitiven Aspekten dabei eine ebenso wichtige Ressource, wie alle Teammitglieder.

Management = das Management der oben genannten Ressourcen auf hoher kognitiver Ebene unter den (oft ungünstigen) Bedingungen der klinischen Realität.

Die CRM-Fähigkeiten sind generischer Natur und damit weder diagnose- noch fachspezifisch und können auf nahezu alle komplexen menschlichen Tätigkeiten, auch im Privatleben, angewandt werden.

Die Sicherheit muss sich erhöhen! Daten zum Thema

Fehler sind fester Bestandteil jeder menschlichen Tätigkeit. Aus diesem Grund ist auch das Auftreten von Fehlern in der Medizin als »normal« zu betrachten (Reason 1994, Reason 2000, Runciman und Merry 2005). Fehler gehören de facto zum Kernbereich medizinischen Handelns. Tabelle 1 zeigt einige typische Probleme im Bereich menschlicher Faktoren (Human Factors).

Die ehemalige Direktorin des Instituts für Patientensicherheit am Universitätsklinikum Bonn, Dr. Tanja Manser (nun Direktorin der Hochschule für Angewandte Psychologie FHNW), schreibt unter Berufung auf die Studie von Vincent, Neale und Woloshynowych dazu: »Internationale Studien beziffern die Rate unerwünschter Ereignisse im Behandlungsverlauf auf 4–16 % der Krankenhauseinweisungen« (Neale u. a. 2001).

In einer norwegischen Studie gaben 28 % der befragten Ärzt:innen an, in ein Ereignis mit schwerwiegenden Konsequenzen involviert gewesen zu sein (Aasland und Forde 2005). Wenn die Betrachtung auf Fehler mit weniger schwerwiegenden oder gar keinen Folgen ausgeweitet wird, liegt nach Waterman, Garbutt und Hazel der Anteil involvierter Ärzt:innen bei 92 %. (Waterman u. a. 2007)

Im Jahr 1999 veröffentlichte das *Institute of Medicine (IOM)* den Bericht *To Err is Human: Building a Safer Health System*. Darin wird berechnet, dass jährlich zwischen 40.000 und 100.000 US-Bürger*Innen an den Folgen von Behandlungsfehlern, also unerwünschten Ereignissen versterben (Bates u. a. 2001).

Der Medizinische Dienst des Bundes sieht im Jahr 2021 bei insgesamt 14.042 Gutachten in knapp einem Drittel der begutachteten Fälle den Vorwurf des Behandlungsfehlers als bestätigt an. In ca. 3000 Fällen führte dies zu einem Patient:innenschaden (Medizinscher Dienst Bund 2021).

Eine ähnlich hohe Zahl zeigt sich auch in der multinationalen Studie von Valentin u. a., wo auf den untersuchten Intensivstationen u. a. 1 % der Patient:innen an vermeidbaren Medikationsfehlern verstarben (Valentin u. a. 2009).

Folgerichtig müssen die Prävention und das Management von Fehlern und Zwischenfällen zentraler und routinemäßiger Bestandteil medizinischen Wissens und Handelns sein. Das setzt einen aktiven Umgang mit Fehlern voraus. Hierzu zählt das Bewusstsein über mögliche Fehlerquellen und -ursachen gemäß dem Motto »Kenne deinen Feind«.

Ebenfalls wesentlicher Bestandteil einer aktiven Fehlerkultur sind Kenntnisse in und erfolgreiche Anwendung von bewährten Strategien zur Erhöhung der System- und Teamsicherheit. Die von Rall und Gaba an die Medizin adaptierten CRM-Leitsätze können dabei helfen, die Fehler nachhaltig zu reduzieren (Hunt u. a. 2009, Rall und Gaba 2009, Neily u. a. 2010, Haerkens u. a. 2015).

Häufige Probleme im Bereich menschlicher Faktoren können genannt werden:

- Es werden nicht alle Ressourcen genutzt (z. B. Teamleitung fragt nicht nach der Einschätzung des Teams)
- zu hoher und inadäquater subjektiver Zeitdruck führt zu schlechteren Entscheidungen und Fehlern

- unsichere Kommunikation (z. B. Vorschläge werden zu zaghaft und vage oder ohne Begründung formuliert)
- mangelnde Beharrlichkeit (z. B. Vorschläge werden nicht wiederholt)
- inkomplette Informationsvermittlung (z. B. Annahme oder Vorschlag wird nicht begründet)
- Fixierungsfehler und fehlende Re-Evaluation (z. B. falsche Annahmen über Kenntnisse des Teams)
- falsche Prioritäten werden gesetzt
- unzulängliche Teamarbeit (z. B. Teammitglied sagt nicht, was es bewegt, führt nur noch Anweisungen aus und steigt frustriert aus der aktiven Teammitglied-Rolle aus)

2 Die 15 CRM-Leitsätze

Um typische Probleme im Bereich der Human Factors zu umgehen, wurden 15 CRM-Leitsätze entwickelt. Für jede wesentliche Herausforderung im Team bzw. dessen Interaktion gibt es einen passenden CRM-Leitsatz. Die 15 Leitsätze decken systematisch alle Elemente des CRM-Moleküls (▶ Abb. 1.1) ab. Durch die Anwendung der 15 Leitsätze im Team soll eine Art »Sicherheitsnetz« aufgespannt werden. Je mehr Mitarbeitende CRM anwenden, desto mehr Sicherheitsnetze werden aufgespannt und umso mehr bleiben »Fehler im Sicherheitsnetz von CRM« hängen. Dies verhindert Patientenschäden, oder mildert sie stark ab.

Folgende Aufzählung zeigt die 15 CRM-Leitsätze von Rall und Gaba (2009). Abbildung 2.1 (▶ Abb. 2.1) zeigt eine weit verbreitete Taschenkarte zum Erlernen der CRM-Leitsätze und weiterer wichtiger Tools wie 10-für-10 (▶ Leitsatz 5, ▶ Leitsatz 12) und FOR-DEC (▶ Leitsatz 9). Die 15 Leitsätze werden in diesem Buch ausführlich im Kontext Intensivmedizin erläutert.

1. Kenne Deine Arbeitsumgebung.
2. Antizipiere und plane voraus.
3. Hilfe anfordern, lieber früh als spät
4. Übernimm die Führungsrolle oder sei ein gutes Teammitglied mit Beharrlichkeit.
5. Verteile die Arbeitsbelastung (10-Sekunden-für-¬10-Minuten).
6. Mobilisiere alle verfügbaren Ressourcen (Personen und Technik).
7. Kommuniziere sicher und effektiv – sag was Dich bewegt.
8. Beachte und verwende alle vorhandenen Informationen.
9. Verhindere und erkenne Fixierungsfehler.

10. Habe Zweifel und überprüfe genau (»Double check«, nie etwas annehmen).
11. Verwende Merkhilfen und schlage nach.
12. Re-evaluiere die Situation immer wieder (wende das 10-für-10-Prinzip an).
13. Achte auf gute Teamarbeit – andere unterstützen und sich koordinieren.
14. Lenke Deine Aufmerksamkeit bewusst.
15. Setze Prioritäten dynamisch.

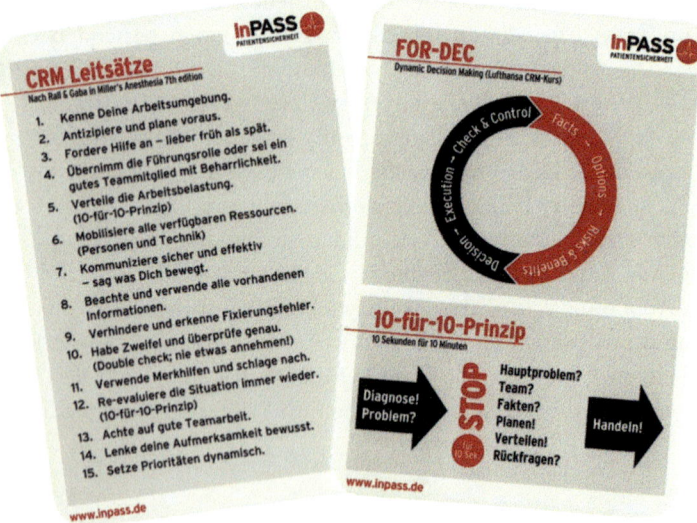

Abb. 2.1: Die 15 CRM-Leitsätze als kleine Taschenkarte. Kostenlose Bestellung über https://inpass.gmbh/c/crm-materialien möglich (© M. Rall, In-PASS).

CRM als klinisches Sicherungsseil

Wie in Abbildung 2.2 (▶ Abb. 2.2) zu sehen, gibt das Seil zum Teamkameraden beim Bergsteigen die höchste Sicherheit: unabhängig welchen Fehler der Bergsteiger macht, er kann sich doch immer darauf verlassen, dass er am Ende im Seil seines Teammitgliedes hängt und nicht komplett abstürzt.

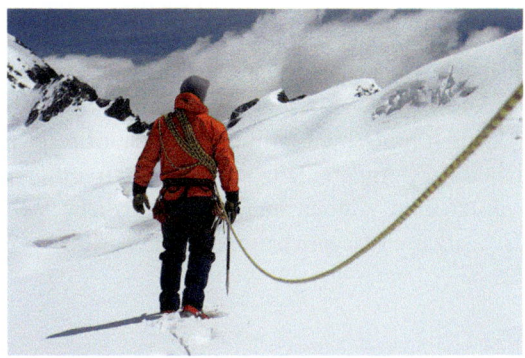

Abb. 2.2: Wie das Sicherungsseil beim Bergsteigen, kann das CRM-trainierte Teammitglied Sicherheit bieten und eigene Fehler erkennen und vermeiden (Quelle: iStock.com/IPGGutenbergUKLtd).

Analog könnte die Anwendung von CRM im klinischen Team der Intensivmedizin wirken wie ein Sicherungsseil. Dazu ist es allerdings notwendig, dass wir die gewisse Freiheitseinschränkung durch das gemeinsam »angeseilte Klettern« akzeptieren. Dann sollte für unsere Teamarbeit gelten: »Ich passe auf Dich auf« und »Du passt auf mich auf« (▶ Abb. 2.3).

Im Kontext der Intensivmedizin heißt das:

a) **»Ich passe auf Dich auf«:**
Wir übernehmen auch Verantwortung für unsere Teammitglieder. Unabhängig von Hierarchie weisen wir Teammitglieder auf mögliche Fehler, Bedenken oder ungute Bauchgefühle hin. Wir lassen nieman-

den »ins Messer laufen«, sondern handeln immer im besten Sinne für das Wohl der Patient:innen. Dieser Teil des »angeseilt zusammenarbeiten« fällt meist noch leicht.

b) **»Du passt auf mich auf«:**
Wenn wir wollen, dass unsere Kolleg:innen auf uns aufpassen, dann sollten wir diesen Schutz und diese Sicherheit auch wertschätzen und erlauben – idealerweise sogar aktiv fördern. Nun lässt sich der erwachsene Mensch, als Profi in seinem Berufsfeld, eher ungern »kontrollieren« oder sogar »korrigieren«. Außerdem ist das »angeseilte Arbeiten« ja durchaus mal lästig (wie beim Klettern, »free solo« ohne Seil lässt sich viel unabhängiger Klettern als in einer Seilmannschaft, aber es ist eben auch ungemein gefährlicher). Dabei kommt es aber gerade darauf an, dass man, wenn man »gesichert« wird, das heißt eine Handlung kritisch hinterfragt wird, positiv darauf reagiert (s. Textkasten Positivbeispiel). Anderenfalls schneiden wir unser »Team-Sicherungsseil« durch und können keine diesbezügliche Sicherheit mehr erwarten (s. Textkasten Negativbeispiel).

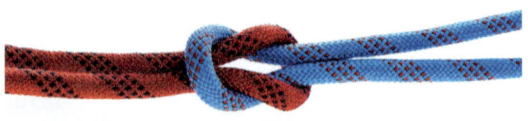

Abb. 2.3: CRM im Team ist wie ein Sicherungsseil. Beide müssen damit einverstanden sein: »Ich passe auf Dich auf« und »Du passt auf mich auf« (Quelle: iStock.com/baona).

Fallbeispiele

Negativ: »CRM-Team-Sicherungsseil« wird durchgeschnitten!

Eine Ärztin möchte einer Patientin bei Verdacht auf beginnende Sepsis rasch ein Antibiotikum verabreichen. Die betreuende Pflegekraft stoppt die Ärztin: »Entschuldigung, ich sehe, Sie wollen gerade Cefuroxim verabreichen. Ich meine mich zu erinnern, dass die Patientin eine bekannte schwere Allergie gegen Cephalosporine hat. Sollen wir das nochmal checken?«

Die Ärztin reagiert verärgert mit: »Meinen Sie ich hätte darauf nicht geachtet? Ich spritze doch kein Medikament, wo ich weiß, dass eine Allergie besteht! Kümmern Sie sich um Ihre Aufgaben, da hinten hat es schon wieder geklingelt!«

Negativer Effekt: Die Pflegekraft ist frustriert und wird dieser Ärztin eher nicht mehr helfen und Tipps geben. Mit etwas Pech wird sie dies auch auf andere Ärzte übertragen. Außerdem könnte sie ihren Kolleg:innen davon erzählen, sodass auch diese dieser Ärztin weniger helfen oder warnen. Die Ärztin zementiert für das Team, aber auch für sich, eine negative Sicherheitskultur und ein schlechtes Arbeitsklima mit deutlich erhöhtem Risiko.

Positiv: CRM als wirksames Sicherungsseil im Team

Analoge Situation zum Negativbeispiel: Die Pflegekraft weist die ausführende Ärztin auf die mögliche Allergie hin. Diesmal reagiert die Ärztin so: »Oh, das mit der Allergie war mir nicht bewusst. Danke für den Hinweis. Ja, bitte, lassen Sie uns das schnell gemeinsam prüfen!«

Dies erscheint viel besser, aber tatsächlich kommt es erst im weiteren Verlauf darauf an, ob es gut bleibt:

Variante A wäre, dass die Patientin tatsächlich allergisch war. Mit hoher Wahrscheinlichkeit wird die Ärztin sagen: »Vielen Dank für den wichtigen Hinweis!«.

Bei *Variante B* stellt sich aber heraus, dass die Patientin keine Allergie hat und sich die Pflegekraft getäuscht hat. Auch hier sollte die Ärztin nun positiv reagieren, beispielweise so: »Trotzdem Danke, es ist immer richtig im Zweifel auf der sicheren Seite zu bleiben. Lieber einmal zu viel Bedenken gehabt als einmal zu wenig. Weiter so.« Leider besteht häufig in dieser Variante die Gefahr, dass möglicherweise anders reagiert wird: »Man, sehen Sie, ich hatte recht, sie hat keine Allergien. Jetzt haben Sie mich nur verunsichert und aufgehalten!« Damit wäre der positive Effekt, der erzielt werden soll, weg und »das Seil ist zerschnitten«.

Der Beweis ist erbracht: CRM-Training rettet Leben!

In einer dreijährig prospektiv angelegten Studie gelang es Haerkens u. a. den überwältigend positiven Einfluss von CRM-Trainings bei Teams auf Intensivstationen nachzuweisen (Haerkens u. a. 2015). So konnten durch gezielte CRM-Schulungen z. B. die Anzahl schwerwiegender Komplikationen pro 1.000 Patient:innen von 66 auf 51 gesenkt und die Anzahl der Herzstillstände von 9 auf 3,5 reduziert werden. Die Zahl von erfolgreich reanimierten Patient:innen stieg hochsignifikant von 19% auf 55% (!). Es gibt kaum Verbesserungen oder Innovationen, die so eine hohe Erfolgsquote mit sich bringen wie CRM-Teamtrainings!

Um diese CRM-Leitsätze mit Leben (und damit Sinn) zu erfüllen, ist eine intensive Beschäftigung, praktische Übung und Anwendung notwendig. Fast alle CRM-Prinzipien können sehr effektiv während realitätsnaher Simulations-Teamtrainings aufgezeigt und trainiert werden. Denn speziell in kritischen Situationen wird das Management der eigenen Fähigkeiten und des Teams besonders wichtig und damit für das Erkennen und Üben zugänglich.

In den folgenden Unterkapiteln wird auf die einzelnen CRM-Leitsätze näher eingegangen. Die Leitsätze werden teilweise mit einem Negativbeispiel angeführt (nicht empfohlene Handlungsweise) und mit einem Positivbeispiel reflektiert (empfohlene Handlungsweise), auf welche ein Fazit/Merksatz folgt. Manche Leitsätze sind wiederrum mit ausführlichen Fallbeispielen illustriert, die im Text des Fallbeispiels die verschiedenen Facetten des Leitsatzes aufzeigen. Wir haben absichtlich keinen durchgehend einheitliche Art der Fallbeispielbeschreibung gewählt, da in diesem Buch interprofessionelle Autor:innen die CRM – Leitsätze unterschiedlich bearbeitet haben. Alle Fallbeispiele stehen unabhängig von Ihrer Art der Darstellung gleichwertig nebeneinander. Die Geschlechter der in den Fallbeispielen genannten Personen sind zufällig gewählt.

Leitsatz 1: Kenne Deine Arbeitsumgebung (Technik & Organisation)

Idealerweise beginnt das Management von Zwischenfällen vor dem Zwischenfall. Ein Schlüssel hierfür ist, seine Ressourcen wie z. B. verfügbares Personal, Geräte, Monitore und Instrumente zu kennen. Sie müssen nicht alles selbst wissen und können, sollten aber wissen, wie Sie sich bei Problemen Hilfe organisieren können. In Bezug auf Geräte ist es wichtig zu wissen, was wo verfügbar ist und wie diese Dinge bedient werden – besonders im Notfall. Denken Sie dabei vor allem auch an die Ausrüstung, die Sie selten brauchen und bleiben Sie im Umgang damit vertraut, so dass Sie es im Notfall nicht erst ausprobieren müssen. Den neuen Perfusor oder die Beckenschlinge nachts beim Notfall das erste Mal zu erkunden ist ungünstig, erhöht den eigenen Stress und führt unter Umständen zu negativen Ergebnissen.

Fallbeispiele

Negativ: Lagerungsort des IO-Zugangssets ist den Teammitgliedern unbekannt

Ein 55-jähriger Patient wurde zwei Tage zuvor aufgrund eines Zungengrundtumors operativ mittels Tumorresektion, Neck Dissektion und Radialislappenplastik versorgt. Der postoperative Verlauf gestaltete sich regelrecht, er konnte zeitgerecht extubiert werden und entwickelt nun eine ausgesprochen delirante Symptomatik. Im Zuge seines agitierten Verhaltens disloziert der ZVK, über welchen noch die Katecholamintherapie appliziert wird. In der Folge kommt es zu einer ausgeprägten Hypotonie (RR 70/40 mmHg). Der Versuch, einen i.v. Zugang durch die Stationsärztin zu etablieren, erweist sich bei multiplen Verbänden durch die operative Intervention (Radialislappen) und lokaler Schwellung als frustran, sodass die Indikation zum intraossären Zugang gestellt wird. Die Stationsärztin bittet die Pflegekraft, ein entsprechendes Set zu holen. Die Pflegekraft sucht dieses Set im Notfallwagen, wo es aber nicht zu finden ist. Nach längerer Suche fragt sie einen Kollegen, wo es zu finden wäre und gemeinsam finden sie das IO-Zugangsset in der Kommode auf dem anderen Flügel der Intensivstation (IST) bei der Kommode für den schwierigen Atemweg.

Wie kann der CRM-Leitsatz im Negativbeispiel helfen?

Insbesondere bei Materialen, welche selten benötigt werden, im Notfall aber schnell zum Einsatz kommen müssen, sollte bekannt sein, an welcher Stelle sie zu finden sind. Im Rahmen eines stationsinternen Simulationstrainings wurde eine ähnliche Situation geübt, um sich mit der Situation vertraut zu machen und lokale Gegebenheiten zu klären, wo entsprechende Notfalldevices zu finden sind. Weiterhin werden die Notfallwägen regelmäßig gecheckt und auf Vollständigkeit überprüft.

Leitsatz 1: Kenne Deine Arbeitsumgebung (Technik & Organisation)

Positiv: morgendliches Briefing inklusive Vorstellung der aktuellen mitarbeitenden Personen

Morgens direkt nach Beginn des Frühdienstes erfolgt auf der Intensivstation täglich eine morgendliche, interprofessionelle Besprechung, bei welcher alle beteiligten Mitarbeitenden anwesend sind. Es erfolgt eine kurze Darstellung von Besonderheiten aus dem Nachtdienst und zu erwartenden Proceduren für den aktuellen Tag. In diesem Rahmen werden außerdem neue Mitarbeiter:innen vorgestellt, wie zum Beispiel PJ-Studierende, Personen in Ausbildung oder zur Hospitation. Des Weiteren wird geklärt, ob es sonstige organisatorische oder technische Besonderheiten, wie beispielsweise defekte Geräte oder ähnliches gibt.

Fazit

Insbesondere durch den Schichtdienstbetrieb und häufig wechselndes Personal kommt es immer häufiger dazu, dass man mit neuen Teammitgliedern konfrontiert ist und beispielsweise in kritischen Situationen weder den Namen der Teammitglieder noch den aktuellen Ausbildungsstand kennt. Dies kann zu Missverständnissen führen. Im Rahmen dieser morgendlichen Besprechung können diese Unklarheiten für alle Anwesenden geklärt werden und die Arbeitsumgebung in Bezug auf anwesendes Personal transparent gestaltet werden.

Merke:

Während eines Notfalls kann die Kenntnis der verfügbaren menschlichen, technischen und organisationalen Ressourcen sehr deutlich den Stress reduzieren und damit Ihre kognitive Leistungsfähigkeit und Besonnenheit erhöhen. Bei zeitkritischen Notfällen kann dieses Wissen für die Patient:innen entscheidend sein.

Leitsatz 2: Antizipiere und plane voraus

Antizipation – die gedankliche Vorwegnahme von Handlungsschritten – ist der Schlüssel für ein zielgerichtetes Handeln. Überlegen Sie vor dem Fall, welche Schwierigkeiten auftreten könnten, und planen Sie, wie sie gegebenenfalls damit umgehen könnten. *Erwarten Sie das Unerwartete!* Besprechen Sie Ihr geplantes Vorgehen mit allen Beteiligten. Denken Sie dabei auch an Komplikationen und Ausweichmöglichkeiten. Seien Sie vorbereitet und bleiben Sie Herr/Frau der Lage. Agieren Sie aktiv, bevor Sie auf die Situation reagieren müssen. Arbeiten Sie nicht nur am aktuellen Problem, sondern denken Sie voraus. Unter Pilot:innen ist allgemein bekannt, dass ein:e gute:r Pilot:in (mental) 10 Meilen vorausfliegt. Erfahrene Kolleg:innen antizipieren und planen meist mehr als nach außen dringt. Dies macht unter anderem Ihre besonnene Souveränität aus. So werden von antizipierend handelnden Mitarbeitenden invasive Maßnahmen in dem Moment begonnen, wenn alles und alle vorbereitet und bereit sind (z. B. bei der Narkoseeinleitung und Intubation). Dieses Vorgehen vermeidet Fehler und reduziert den eigenen Stress aller Beteiligten. Sprichwörtlich heißt es: »Scheitern in der Vorbereitung, ist die Vorbereitung zum Scheitern«.

Fallbeispiele

Negativ:

Die Vorbereitung des Intensive Care Unit (ICU) – Behandlungsplatzes anhand einer Checkliste gehört zu den essentiellen Vorbereitungen. Allerdings liegen zur apparativen Ausstattung von Intensivstationen nur sehr wenige wissenschaftliche Daten vor.

Die Deutsche interdisziplinäre Vereinigung für Intensiv- und Notfallmedizin (DIVI) unterscheidet die Intensivstationen in drei unterschiedliche Kategorien. Unterschieden werden hier die Basisversorgung von der erweiterten Versorgung und der umfassenden Versorgung. Für jede Stufe werden angepasste apparative Ausstattungen empfohlen.

Diese apparative Ausstattung des Patient:innenplatzes muss bei Schichtbeginn oder bei Verlegung von Patient:innen und vor der Neuaufnahme entsprechend der zugeordneten Versorgungstufe des Hauses auf Vollständigkeit und Funktionsfähigkeit überprüft werden. Hierzu zählen insbesondere das komplette Monitoring System mit gleichzeitiger Anzeige von ≥ 1 EKG-Ableitungen, ≥ 2 invasiven Drücken (arterieller Druck als numerischer Wert und Kurve), SpO2 (numerischer Wert und Kurve), Kapnometrie (numerischer Wert und Kurve), nicht-invasiver Blutdruck, Temperatur, Alarmfunktionen, die Absauganlage, der Sauerstoff- und Druckluftanschluss mit vorhandenem Flowmeter, High-Flow Sauerstoffgerät, Beatmungsgeräte mit Überwachungsfunktionen und der Möglichkeit der nichtinvasiven Beatmung bzw. zusätzliche Geräte, mit der Möglichkeit der nicht-invasiven Beatmung, technische Hilfsmittel und Innovationen zur Assistenz, Arbeitserleichterung und Dokumentationsunterstützung.

Darüber hinaus sind auch eine Vielzahl weiterer Devices, zwar nicht unmittelbar am Patient:innenplatz aber dennoch in unmittelbarer Nähre vorzuhalten. Hierzu zählen z. B. Blutgasanalysegerät, Ultraschallgerät inkl. Farbcodierung, TEE-Sonde, Gefäßdoppler, Notfallwagen, Set für den intraossären Zugang, Instrumentarium für Atemwegsmanagement (Laryngoskop, Videolaryngoskop, Tuben, supraglottische Atemwegshilfe, chirurgischer Atemweg, Beatmungsbeutel), Defibrillator mit externem Herzschrittmacher, Point of Care Blutzuckermessgerät etc.

Gerade die Absauganlage des Intensivplatzes gerät oftmals in den Hintergrund da diese, insbesondere bei vermeintlich respiratorisch stabilen Patient:innen mit RASS 0 im Routinebetrieb nicht benötigt wird. Hier ist die Funktionsfähigkeit und die entsprechende Sogstärke zu überprüfen. Die Soghöhe der Vakuumanlage sollte maximal 150 mmHg betragen, das entspricht ca. 200 mbar (AARC 2010, Kaltwasser & Dubb 2017, 2021).

Im konkreten Fall wurde eine Patientin mit akuter Atemnot bei liegender Trachealkanüle von einer peripheren Station ohne Arztbegleitung und kurzfristiger telefonischer Vorankündigung auf den einzigen freien Intensivplatz gebracht. Der Platz wurde kurz vorher auf-

bereitet, da die Verlegung des vorhergehenden Patienten in stabilen Zustand erst vor kurzem erfolgt ist.
Die Patientin mit Dyspnoe wird aufgenommen, monitorisiert und zeigt eine periphere Sättigung von 75%, eine Sinustachykardie mit einer Frequenz von 145/min und einer ausgeprägten Unruhe verbunden mit extremer Angst. Der Thorax wird bei jeder Inspiration stark eingezogen, so dass sehr schnell die Arbeitshypothese auf »verlegte Trachealkanüle« hinauslief. Die Idee war nun, mittels der Absaugung die Durchgängigkeit der Trachealkanüle zu überprüfen und ggf. das Sekret abzusaugen, um so die Durchgängigkeit wiederherzustellen und dem Patienten die Oxygenierung zu ermöglichen. Dieses Vorgehen musste aufgrund der nicht einsatzfähigen Absauganlage verworfen werden. Nun wurde versucht einen Bougie als Leitschiene in die Trachealkanüle einzuführen, was aber aufgrund der Verlegung nicht gelang. Es erfolgte die sofortige Entfernung der Kanüle und die Gabe von 100% Sauerstoff zusätzlich über die Tracheostomaöffnung. Nach Anstieg der peripheren Sättigung wurde eine neue Trachealkanüle platziert.

Wie kann der CRM-Leitsatz »Antizipiere und plane voraus« helfen?

In diesem Fall konnte die akut lebensbedrohliche Situation der Patientin trotz der nicht funktionstüchtigen Absauganlage durch Sauerstoffgabe, Oberkörperhochlagerung gut beherrscht und gelöst werden. Hätte die Patientin allerdings zusätzlich erbrochen, wäre eine Aspiration möglicherweise nicht zu vermeiden gewesen.

Positiv:

Es erfolgt die notfallmäßige Übernahme einer Patientin von Normalstation bei zunehmender respiratorischer Insuffizienz und Zungenschwellung. Einige Stunden zuvor erfolgte die operative Revision einer Wundheilungsstörung am Rücken nach Spondylodiszitis in Intubationsnarkose. Ca. eine Stunde postoperativ fiel eine progrediente Zungenschwellung mit Schluckstörung auf. Vom Stationspersonal erfolgte bereits die Applikation von Adrenalin intramuskulär unter der Verdachtsdiagnose einer Anaphylaxie als Auslöser für die Zungenschwellung. Bei Ankunft auf Intensivstation zeigt sich die Zunge massiv geschwollen und die Patientin unter 12 Liter Sauerstoff über die Maske grenzkompensiert. Die hinzugezogenen Kollegen der HNO-Abteilung beurteilen den Atemweg via Endoskop als gefährdet bei massiver Schwellung bis zum Zungengrund reichend mit wenigen Millimetern Restöffnung. Die Patientin erhält zusätzlich Adrenalin inhalativ. Im Rahmen eines »10 für 10« erfolgt die Zusammenfassung im Team mit Festlegung des weiteren Procederes und Abwägung der jetzt zu ergreifenden Maßnahmen bei hochkritischem Atemweg. Im Team wird beschlossen die konservativen Maßnahmen auszureizen; bei zu erwartender schwieriger Intubation. Parallel dazu werden alle nötigen Maßnahmen für die wach-fiberoptische Intubation vorbereitet und sofort einsatzfähig neben der Patientin platziert. Es werden potenzielle Szenarien besprochen und den Ablauf bei weiterer Verschlechterung, also Durchführung der fiberoptischen Intubation, Aktivierung weiterer personeller Ressourcen inklusive der Kolleg:innen der HNO für eine Notfalltracheotomie und relevante Telefonnummern an den Bettplatz positioniert für den Fall einer potenziellen Verschlechterung.

Fazit

Im Team wurde sich gegen eine primär invasive Atemwegssicherung aufgrund des hohen Risikos der Verschlechterung bei Nichtgelingen der fiberoptischen Intubation entschieden und alle Maßnahmen für eine weitere Eskalation antizipiert. In diesem hochkritischen Zustand ist es wichtig eine Entscheidung zu treffen und potenzielle Entwicklungen der Situation zu antizipieren und entsprechende Maßnahmen zu planen und vorzubereiten.

Merke:

Antizipation hilft dabei, Überraschungen zu vermeiden. Während eines Zwischenfalles können Sie Überraschungen nicht brauchen. Planen Sie voraus! Dies nimmt viel Spannung aus diesen »heißen« Phasen.

Leitsatz 3: Fordere Hilfe an – lieber früh als spät

Das Kennen der eigenen Grenzen und das frühe Rufen nach Hilfe ist ein Zeichen eines starken Charakters, zeigt Verantwortungsbewusstsein und spricht für eine kompetente Person. Falsch verstandenes Heldentum geht häufig auf Kosten der Patient:innensicherheit. Im Falle eines auch nur vermuteten Notfalles sollten Sie Hilfe anfordern – lieber zu früh als zu spät. Alle zusätzlichen Ressourcen, die Sie anfordern, werden eine bestimmte Vorlaufzeit haben, bevor sie verfügbar sind. Sehr schnell kann es während eines Zwischenfalls zu einer hohen Arbeitsbelastung kommen, die nicht mehr mit den normalen Ressourcen vor Ort bewältigt werden kann. Manchmal vergisst das handelnde Team an Hilfe zu denken, weil es vom Zwischenfall geradezu »absorbiert« wird.

Negativ: Notwendigkeit des Anforderns von Hilfe bei unerwartet schwieriger Intubation spät erkannt

Eine 42-jährige Patientin befindet sich wegen einer Subarachnoidalblutung (SAB) Hunt & Hess II bei Aneurysmablutung seit sieben Tagen auf der Intensivstation. Aufgrund einer akuten Vigilanzverschlechterung muss die Patientin intubiert werden. Der Assistenzarzt bereitet mit der pflegerischen Kollegin alle nötigen Materialien zur Intubation vor. Es erfolgt die Rapid Sequenz Induktion (RSI) mittels direkter Laryngoskopie. Die Stimmbandebene kann darunter nicht adäquat eingesehen werden, sodass der erste Intubationsversuch abgebrochen werden muss und bei schlechter werdender Oxygenierung auf Beutel-Masken Beatmung gewechselt werden muss. Auch im zweiten Versuch der Laryngoskopie gelingt es nicht den Tubus zu platzieren. Es wird nun ein zweiter pflegerischer Kollege für das Herbeibringen des Videolaryngoskops gerufen. Dieser fragt, ob sie denn noch den Facharzt dazu holen solle, für die offensichtlich unerwartet schwierige Intubation.

Wie kann der CRM-Leitsatz im vorherigen Fallbeispiel helfen?

Aufgrund der unerwartet schwierigen Intubation, welche schnell zu einem Notfall werden kann, ist es essenziell rechtzeitig entsprechende Hilfe zu holen, um ausreichend Ressourcen und fachliche Expertise zu generieren, im besten Fall bereits bevor die Notfallsituation eintritt. Also im konkreten Fall das Hinzurufen des Facharztes und weiterer pflegerischen Kolleg:innen nach dem ersten missglückten Intubationsversuch oder sogar schon zu Beginn bei per se nicht elektiver Intubationsindikation.

Positiv: zeitnahe Aktivierung weiterer Eskalationsmaßnahmen für den schwierigen Atemweg

Aufgrund des alarmierenden Beatmungsgerätes betreten Stationsärztin und der pflegerische Kollege das Zimmer eines 56-jährigen Patienten, welcher drei Tage zuvor bei einem Tonsillenkarzinom tonsillektomiert wurde und aufgrund bestehender Atemwegsschwellung prolongiert intubiert ist. Im Rahmen des Weanings wurde die Sedierung reduziert. Beim Betreten des Zimmers fällt sofort der dislozierte Tubus und ein hörbarer, inspiratorischer Stridor auf. Die Sauerstoffsättigung beträgt 86%. Die Stationsärztin ruft sofort den diensthabenden Oberarzt dazu, gibt einer Pflegekraft die Anweisung den Bronchoskopiewagen für eine fiberoptische Intubation zu holen und alarmiert die Kollegen der HNO – Abteilung für eine Tracheotomiebereitschaft.

Fazit

bestimmte Ressourcen brauchen eine gewisse Vorlaufzeit, daher ist es umso wichtiger rechtzeitig daran zu denken und diese zu aktivieren.

Merke:

Früh Hilfe anzufordern ist kein Zeichen von Schwäche oder geringem Selbstvertrauen, sondern zeigt Verantwortungsbewusstsein und Respekt für die Patient_innen. Falsche »Helden« sind in einem auf Sicherheit ausgerichteten Betrieb ebenso deplatziert wie diejenigen, die einem

> Hilfesuchenden Inkompetenz und Unselbstständigkeit vorwerfen. Bei Verdacht ist es für die Patient:innenversorgung besser alle evtl. notwendigen personellen sowie fachlichen Hilfe bereits zur Verfügung zu haben. Eine Deeskalation ist, sollte die vorhandene personelle und fachliche Hilfe nicht notwendig sein, leicht und schnell durchführbar.

Gerade beim Anfordern von Hilfe ist es oft entscheidend, zu sagen um was es geht und was man warum will.

Exkurs: »SBAR« – Die Kommunikationstechnik zum Anfordern von Hilfe

SBAR ist die Abkürzung für einige Begriffe, wie sie in der folgenden Tabelle (▶ Tab. 2.1) dargestellt werden. Die Anwendung sorgt für eine bewusste Mitteilung der eigenen wichtigen Punkte. Man möchte sicherstellen, dass der Info-Empfangende denselben Wissensstand hat, wie der Info-Sender und daraufhin gute Entscheidungen treffen kann. Oft sind wir enttäuscht von der Reaktion unserer Teammitglieder, wenn diese nicht so reagieren, wie wir es uns vorstellten. Wenn man dann aber schaut, was man diesen wirklich gesagt hat, ist die Reaktion dann oft verständlich. Sagen wir Ihnen alles, was auch uns zu unserer Entscheidung gebracht hat, ist die Reaktion oft besser. SBAR hilft dies zu optimieren.

SBAR ist ebenfalls eine wichtige Komponente für Leitsatz 7 »Kommuniziere sicher und effektiv – sag was Dich bewegt«. Um bei häufig wechselnden Einsatzteams von vornherein Missverständnisse zu vermeiden, wurde der Abkürzung SBAR noch das »I« für *Introduction,* also die Vorstellung wer man ist, vorangestellt. SBAR sollte vom Sendenden einer Nachricht möglichst komplett erfüllt werden. Ggf. muss der Empfänger oder die Empfängerin nachhaken, um alle Info-Felder für eine Entscheidung ausreichend gefüllt zu haben.

Tab. 2.1: (I)SBAR – (Introduction) Situation Background Assessment Recommendation

Introduction	Wer bin ich?	Vorstellung eigene Person/ ggf. Funktion (nur falls nicht klar, entfällt bei wirklich bekannten Teammitgliedern)
Situation	Was ist los?	Akute Problemdarstellung
Background	Wie kam es?	Hintergrund, wichtige Zusatzinformationen
Assessment	Was denkst Du?	Meine Einschätzung der Lage
Recommendation	Was willst Du vom anderen?/Was empfiehlst Du?	Empfohlene Maßnahmen/Lösungsvorschlag/Handlungswunsch

Fallbeispiele

Negativ: SBAR nicht erfüllt

Eine pflegerische Kollegin sagt zu einem Arzt am Telefon: »Bitte kommen Sie mal zur Patientin X! Der Patientin geht es nicht so gut.«

Dem Arzt ist nicht klar, was eigentlich das Problem ist. Wenn er hereilt, stellt sich evtl. heraus, dass es gar nicht so dringend war. Kommt er verzögert, weil er die Dramatik der Situation nicht erahnen kann, könnte für die Patientin wertvolle Zeit verloren gehen. Zudem wäre die Pflegekraft nicht erfreut, wenn nicht schnell etwas passiert. Tragischerweise hat sie die Situation nicht klar kommuniziert und wertvolle Informationen am Telefon ausgelassen.

Positiv: SBAR gut durchgeführt, klare und präzise Informationsvermittlung

Eine pflegerische Kollegin sagt zum Arzt am Telefon: »Hier Simone von der Intensivstation. Die Patientin Frau Meier ist plötzlich wieder kaltschweißig. Sie ist vor zwei Stunden mit unklarem Brustschmerz eingeliefert worden und war bis eben im Herzkatheter. Seit einigen Minuten ist sie wieder kaltschweißig geworden und etwas kurzatmig. Bitte komm auf ITS, und soll ich beim Herzkatheter nochmal anfragen?«

> **Merke:**
>
> ISBAR strukturiert und fokussiert die Kommunikation innerhalb des interdisziplinären und interprofessionellen Teams der Intensivmedizin und verbessert damit die Versorgung der Notfallpatient: innen. Dies insbesondere in Bezug auf die zahlreiche Konsiliardienste und Fachabteilungen.

Leitsatz 4: Übernimm die Führungsrolle oder sei ein gutes Teammitglied mit Beharrlichkeit

Ein Team braucht eine Leitung. Jemand muss das Kommando übernehmen, die Aufgaben verteilen und alle Informationen sammeln und integrieren. Führung bedeutet nicht, mehr als alle anderen zu wissen, alles allein machen zu können, besser zu sein als alle Anderen oder andere Personen »herunterzumachen«. Führung bezieht sich auf Koordination und Planung des Vorgehens und auf die klare Kommunikation dieser Planungen. Zu überlegen ist die Bezeichnung »Koordinator:in« im Gegensatz zum Teamleader. Dies soll den kooperativen Aspekt der Tätigkeit betonen.

Es gibt viel mehr Teammitglieder als Teamleiter:innen, daher hängt der Erfolg der Patient:innenbehandlung insbesondere von den Teammitgliedern ab. Die Bedeutung der aktiven Teammitglieder wird häufig unterschätzt (sog. Führungsbias). Gute und wichtige Teammitglieder folgen ihrer Teamleitung in kooperativer und partizipativer Weise. Achten Sie als Teammitglied darauf, was die Teamleitung sagt und erledigen Sie, was nötig ist. Das bedeutet keinesfalls, dass Sie nicht mitdenken sollen. Bringen Sie sich und Ihr Wissen ein. Setzen Sie durch, dass die Teamleitung Ihre Meinung wahrnimmt, wenn Sie der Meinung sind, dass er oder sie eine falsche Entscheidung trifft. Sie müssen nicht Ihre Meinung durchsetzen, aber Sie müssen sicherstellen, dass sie in die Überlegungen miteinbezogen werden. Sie sind dafür verantwortlich, dass die Teamleitung Ihre Bedenken kennt (Beharrlichkeit oder »assertiveness«). Oberstes Ziel ist die Patient: innensicherheit. Kämpfen Sie dafür. Das ist auch im Sinne einer guten Teamleitung.

Gibt es ein grundsätzliches Problem mit der Rollenverteilung, dann diskutieren Sie es – aber erst nach einem evtl. Zwischenfall (»Concentrate on what is right – not who is right«).

Fallbeispiele

Negativ: Fehlende Teamleitung in Reanimationssituation

Ein 72-jähriger Patient mit Urosepsis, begleitendem akuten Nierenversagen und symptomatischer Hyperkaliämie wird akut reanimationspflichtig. Der im Raum befindliche Facharzt beginnt sofort mit der Herzdruckmassage. Die ebenfalls anwesende Pflegekraft holt den Notfallwagen. Durch den Alarm der Überwachungsmonitore werden weitere Pflegekräfte aufmerksam und kommen ebenfalls in das Zimmer des Patienten. Eine weitere Kollegin holt den Defibrillator. Es befinden sich mittlerweile fünf Pflegekräfte und zwei Ärzt:innen im Zimmer. Jeder hat sich selbstständig eine Aufgabe gesucht und führt diese suffizient aus. Eine definierte Teamleitung gibt es zu diesem Zeitpunkt nicht, da die anwesende Fachärztin nach Beginn der Herzdruckmassage die Atemwegssicherung übernimmt. Die erste Adrenalingabe wird aufgrund dessen erst verzögert nach fünf Minuten bei persistierender Asystolie appliziert, da die Pflegekraft das Adrenalin zwar aufgezogen hatte, aber zunächst die Intubation anreichte.

Wie kann der CRM-Leitsatz im vorherigen Fallbeispiel helfen?

Qualitativ und quantitativ waren ausreichend Teammitglieder vor Ort. Mit entsprechender Teamleitung können relevante Informationen besser aufgenommen und Aufgaben dementsprechend adäquat verteilt werden.

Positiv: Absprache über die Übernahme der Teamleitung

Eine 80-jährige Patientin befindet sich bei prolongiertem Katecholaminbedarf seit drei Tagen auf der Intensivstation nach einer septischen Hüft-TEP Revision. Nach Mobilisation durch die Physiotherapie ist die Patientin plötzlich nicht mehr ansprechbar und der Monitor zeigt eine Asystolie. Das anwesende Pflegepersonal beginnt sofort die Herzdruckmassage. Der hinzugerufene Stationsarzt verteilt die weiteren Aufgaben, wie Maskenbeatmung, Kleben der Defi-Paddels, Adrenalingabe und Abnahme der BGA. Als der diensthabende Oberarzt das Zimmer betritt, erfolgt im Rahmen eines »10-für-10« eine kurze Zusammenfassung der Situation, weitere Planung und eine kurze Frage, ob dieser nun die Teamleitung übernehmen solle. Aufgrund der bisher suffizient verteilten Arbeitsbelastung und der guten Koordination des Stationsarztes erfolgt die Entscheidung die Teamleitung bei diesem zu belassen und der Oberarzt übernimmt die Aufgabe der sonographischen Ursachenabklärung.

Merke:

Konzentrieren Sie sich darauf, was richtig (für die Patient:innen) ist und nicht wer Recht hat. Ein Team besteht aus einer Teamleitung und Teammitgliedern, die der Leitung folgen. Die Aufgabe der Leitung ist es, zu koordinieren und zu integrieren, aber alle Teammitglieder sind gleichermaßen für das Wohl der Patient:innen verantwortlich. Der oder die Patient:in sollte nicht unter Problemen des Teams leiden müssen.

Leitsatz 5: Verteile die Arbeitsbelastung (Das 10-für-10-Prinzip)

In kritischen Situationen ist neben dem Anfordern von wichtiger Hilfe, die Koordination der verfügbaren Ressourcen entscheidend. Um dies auch in stressigen Situationen zu ermöglichen, wurde vom Autor Marcus Rall das »10-für-10-Prinzip« entwickelt. Es wird im weiteren Verlauf dieses Kapitels detailliert erläutert.

Exkurs: Das 10-Sekunden-für-10-Minuten-Prinzip oder »Wie kleine Pausen schneller und besser machen?«

Seit einigen Jahren breitet sich das sogenannte »10-Sekunden-für-10-Minuten«-Prinzip als fester Bestandteil von gelebtem CRM in den Teams aus (Rall, Glavin u. a. 2008; Rall und Gaba 2009). Das »10-für-10« bedeutet, dass das Team zehn Sekunden für die Koordination und Planung des weiteren Verlaufs investiert, damit danach die nächsten zehn Minuten umso effektiver und fehlerfreier ablaufen. Dabei sind beide Zeiträume symbolisch zu verstehen und können stark variieren. Das »10-für-10« wurde 2008 von Dr. Marcus Rall nach vielen Jahren der Beobachtung von Teams in Notfallsimulationen als breit wirksames Hilfsmittel entwickelt, was es ermöglicht CRM auch in Situationen mit hohem Zeitdruck und Stress anzuwenden.

Warum »10-für-10?«

Die Ursache für die »Nichtanwendung des theoretisch vorhandenen Wissens« scheint häufig in einem subjektiv zu stark empfundenem Zeitdruck zu liegen. Bedingt durch die Notfallsituation entsteht der Eindruck, Teammitglieder müssen »sofort« reagieren und »intuitiv« das Richtige tun. Dies führt zu Versäumnissen, Anwendungen in falscher Reihenfolge, Nichtabfragen des Teamwissens etc. Aus der Sicht der Autoren und den Ko-Autoren der Erstveröffentlichung zum Thema 10-für-10 (Rall u. a. 2008), besteht selbst in perakuten Notfallsituationen kaum ein Zeitdruck in der Dimension von Sekunden. Das Team hat immer Zeit, sich einige Sekunden zu sammeln, Gedanken zu machen, zu sortieren und im Team das Vorgehen abzustimmen. Danach ist die Arbeit wesentlich effektiver und für die Patient:innen sicherer. Daher der Name »10-Sekunden-für-10-Minuten«.

Das 10-für-10-Prinzip anzuwenden, bedeutet zum geeigneten Zeitpunkt ein »STOP!« im Team. Im Anschluss werden die Elemente des 10-für-10 besprochen (▶ Abb. 2.4):

1. »Ok, Stopp, lasst uns kurz ein 10-für-10 machen!«
2. Alle Beteiligten hören kurz zu, niemand macht etwas.
3. »Was ist das Hauptproblem? Sind wir uns einig, dass …?«
4. »Brauchen wir noch Hilfe?« Welche Art von Hilfe?
5. »Haben wir alle Fakten?« »Weiß jemand noch etwas?«
6. Aufgaben planen und im Team priorisieren!
7. Aufgaben verteilen! Wer macht was und wer kann was machen?
8. Ganz wichtig am Ende: »Gibt es noch etwas, was wir vergessen habe?«

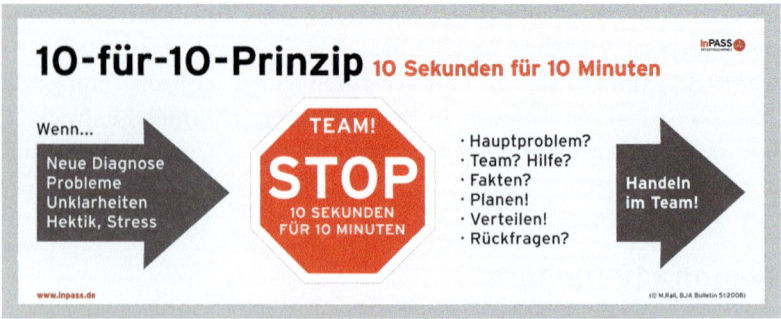

Abb. 2.4: Zeit sparen durch sich kurz Zeit nehmen: Symbolisch 10 Sekunden Koordination, damit die nächsten 10 Minuten besser, sicherer und ruhiger ablaufen: Das »10-für-10-Prinzip« (© M. Rall, InPASS 2008).

Inzwischen wird bei vielen Teams innerhalb eines Behandlungsablaufs die Abkürzung »10-für-10« verwendet, im Sinne von: »Moment bitte! Lasst uns kurz ein 10-für-10 machen!«

Zahlreiche Teams aus unterschiedlichen Berufsfeldern berichten über positive Effekte der Einführung von »10-für-10« in ihren Teams. Egal ob Rettungsdienst, Intensivmedizin, Intensivstation, Kreißsaal oder Neonatologie, das 10-für-10-Prinzip scheint Ruhe und Sicherheit einzubringen (▶ Abb. 2.5, ▶ Abb. 2.6, ▶ Abb. 2.7).

Wann kommt das »10-für-10« zum Einsatz?

- Zu Beginn einer Behandlung
- wenn eine neue Diagnose gestellt wird
- immer, wenn jemand das Gefühl hat im Ablauf festzustecken
- wenn die Behandlung nicht den erwarteten Erfolg zeigt (z. B. »wenn der oder die Patient:in nicht den Anweisungen folgt«)
- wenn ein Teammitglied das Gefühl hat, ein 10-für-10 wäre nötig
- spätestens wenn es laut wird oder »das Chaos ausbricht«
- auch ohne Grund im Verlauf der Behandlung, um sicherzustellen, dass alle Teammitglieder dasselbe mentale Modell haben und sagen können, was sie bewegt (▶ Leitsatz 7)

Wichtig ist, dass während des »10-für-10« alle Teammitglieder zuhören und ihre Aktivitäten unterbrechen!

Das »10-für-10« sollte vor dem erstmaligen Einsatz in Teams mit allen Beteiligten besprochen und idealerweise (zum Beispiel bei Simulations-Teamtrainings) geübt werden. Das »10-für-10« ist anfänglich nicht leicht, da es »anti-intuitiv« wirkt: in einer Situation mit hohem subjektivem Zeitdruck, soll ein »STOP!« gemacht werden, welcher im ersten Moment Zeit kostet. Die Erkenntnis, dass sich die Organisationszeit im Team mehrfach auszahlt, muss jede:r Beteiligte selbst gewinnen, um überzeugte:r Anwender:in zu werden.

Nun ist eine der Hauptaufgaben einer Teamleitung, wie die Kapitelüberschrift schon verdeutlicht, das Verteilen der anfallenden Aufgaben. Wie im vorigen Leitsatz erläutert wurde, braucht es jemanden, der festlegt, was zu tun ist und wer sich darum kümmert, dass die definierten Aufgaben erledigt werden. Alles sollte zusammenpassen. Das Delegieren von Aufgaben kann helfen, effektiv mit Zwischenfällen umzugehen, da mehr ko-

2 Die 15 CRM-Leitsätze

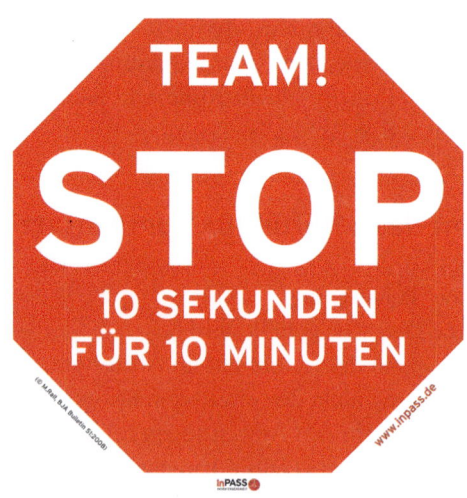

Abb. 2.5: Bodenaufkleber als Erinnerung für das Team: »Ihr habt immer ein paar Sekunden Zeit – auch im Notfall« (© M. Rall, InPASS).

gnitive Ressourcen für die Koordination der weiteren Aufgaben verbleiben. Die Delegation von Aufgabenpaketen mit Aktionsmöglichkeiten und Grenzen schafft mehr Freiraum als die Delegation von Einzelmaßnahmen.

Oft wird die benötigte Zeit für die Delegation von Aufgabenpaketen überschätzt und der Erfolg, die Luft, die man sich dadurch verschaffen könnte, unterschätzt. Teammitglieder sollten offene Augen für Aufgaben haben, die zu erledigen sind. Es ist keine gute Zusammenarbeit, wenn die Teamleitung alle Aufgaben einzeln vergeben muss, bevor sie erledigt werden. Da es im Bereich der Human Factors bekannt ist, dass während anspruchsvoller manueller Tätigkeiten nicht gut überlegt werden kann (und andersherum), sollten schwierige manuelle Arbeiten und wichtige diagnostische, planerische Tätigkeiten getrennt werden (der Mensch ist nicht gut im Multitasking).

Leitsatz 5: Verteile die Arbeitsbelastung (Das 10-für-10-Prinzip)

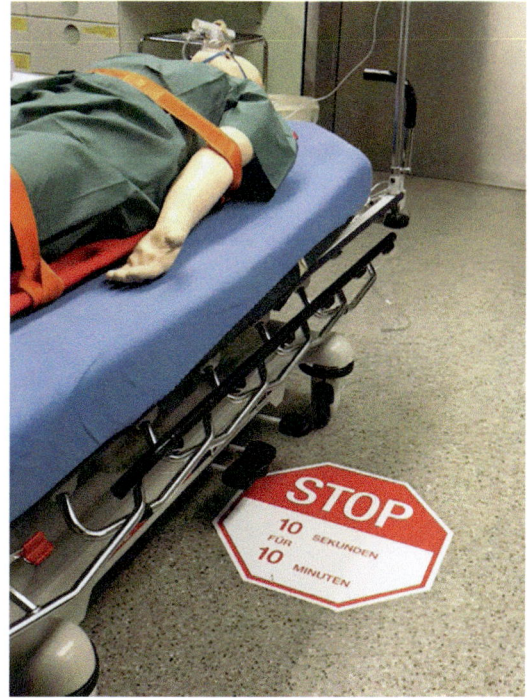

Abb. 2.6: Beispiele für die Nutzung der STOP-10-für-10-Bodenaufkleber in Schockräumen der Ospidal Scuol und dem Universitätsspital Zürich (Quelle: USZ und M. Rall).

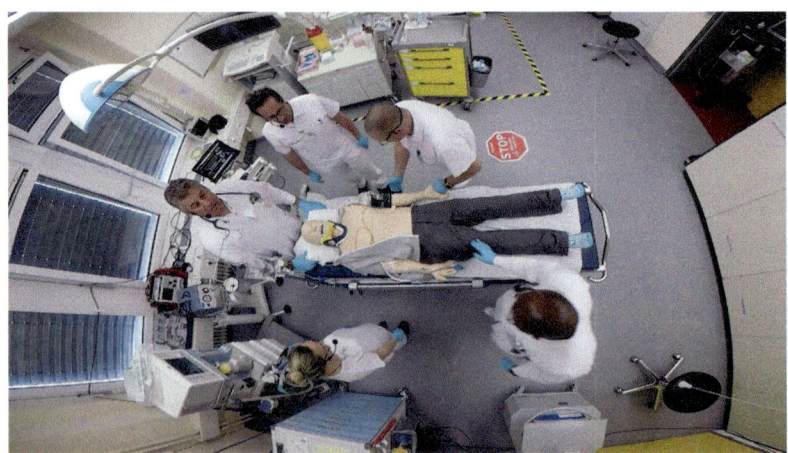

Abb. 2.7: Weiteres Beispiel für die Nutzung der STOP-10-für-10-Bodenaufkleber der Ospidal Scuol und dem Universitätsspital Zürich (Quelle: USZ und M. Rall).

Fallbeispiel

Negativ:

Ein Patient verschlechtert sich akut im Sinne von starken Brustschmerzen mit begleitender hämodynamischer Instabilität und einem grauen, kaltschweißigen Erscheinungsbild. Die zuständige pflegerische Kollegin und der Stationsarzt kommen zügig hinzu. Der Stationsarzt ordnet an: »Ich brauche ein 12-Kanal EKG, Blutabnahme, Sonographie, Noradrenalinperfusor und Sauerstoff für den Patienten«. Die pflegerische Kollegin verlässt das Zimmer und holt das EKG-Gerät.

Fazit:

Es erfolge keine konkrete Delegation von Aufgaben an entsprechende Personen. Im vorliegenden Beispiel war noch nicht genug Personal für die entsprechenden Aufgaben vorhanden, somit wurden einige davon deutlich verzögert und nicht prioritätenorientiert ausgeführt.

Positiv: Aufgabenverteilung und 10-für-10 bei akuter Blutung

Die pflegerische Kollegin ruft ihren Stationsarzt bei akuter, hämodynamisch relevanter Blutung bei einem abdominalchirurgischen Patienten. Es findet sich im abdominalen Drainagebeutel akut 3 Liter frisch blutiges Sekret. Der Blutdruck beträgt 65/45 mmHg. Der Stationsarzt alarmiert sofort weitere Pflegekräfte und die diensthabenden Fachärztin, ordnet entsprechende Volumengabe, die Steigerung der Katecholamintherapie und die Trendelenburglagerung an. Als die angeforderten Kolleg:innen im Zimmer ankommen, fasst der Stationsarzt kurz die aktuelle Lage zusammen: »massiver Blutverlust über die Drainagen, hämorrhagischer Schock bei Verdacht auf intraabdominale Blutung« Er verteilt entsprechend die Aufgaben an die zweite Ärztin einen großlumigen, zentralen Zugang zu legen, einer Pflegekraft eine BGA, BB und Gerinnung abzunehmen, einer weiteren im Transfusionslabor anzurufen und EKs, FFPs, TKs, Fibrinogen und PPSB zu bestellen und alarmiert den chirurgischen Kollegen für die kausale Therapie der Blutung. Bei der Frage nach Ergänzungen oder Rückfragen aus dem Team bemerkt eine Pflegekraft, dass hier auch die Gabe von Tranexamsäure sinnvoll wäre und appliziert diese nach Rücksprache entsprechend.

Fazit:

Im Rahmen des »10-für-10« erfolgte eine kurze Zusammenfassung der aktuellen Lage, damit alle neu hinzugekommenen Teammitglieder auf dem gleichen Stand sind und die Aufgaben entsprechend auf die einzelnen Mitglieder verteilt werden konnten. In diesem Zusammenhang konnte ebenfalls die Gelegenheit gegeben werden auf die bis dahin noch nicht erfolgte Tranexamsäuregabe hinzuweisen.

Merke:

Sie können nicht alles allein machen und soll(t)en es auch nicht. Besonders als Teamleitung sollten Sie Aufgaben und Arbeitsbelastung verteilen und koordinieren. Im Notfall ist eine einzige Minute der gemeinsamen Besprechung für die nachfolgende Planung durch die nun klar koordinierten Abläufe mehrfach gewonnen.

Als Teammitglied sollten Sie versuchen, der Leitung Zeit zum Nachdenken und koordinieren zu lassen. Seien Sie proaktiv, erledigen Sie Ihre Aufgaben. Bringen Sie sich aktiv für den oder die Patient:innen ein. Die Anwendung des 10-für-10-Prinzips schafft enorme Ruhe und eine effektivere Verteilung der Arbeitsbelastung im Team.

Leitsatz 6: Mobilisiere alle verfügbaren Ressourcen (Personen & Technik)

Ihr eigenes Wissen, Ihr Können und Ihre Einstellung sind wichtige Ressourcen. Besonders das Wissen um Ihre Schwachpunkte ist sehr wichtig und hilfreich, wenn es um die Sicherheit des Patienten geht. Hier gilt analog das von dem Philosophen Sir Karl Popper modifizierte Zitat von Sokrates: »Ich weiß, dass ich nichts weiß (…) und kaum das« (1991). Ressourcen sind da, um genutzt zu werden. Denken Sie an jeden und alles, das Ihnen helfen kann, mit einem akuten Problem umzugehen. Dazugehören auch Menschen, ebenso wie Technik (Geräte, Monitore) und organisationale Prozesse, die beides miteinander verbinden. Es ist tragisch, wenn Sie allein mit einem Zwischenfall kämpfen und dabei eventuell Fehler begehen, während andere Kolleg:innen mit dem nötigen Wissen und den entsprechenden Ressourcen verfügbar wären (eigene Kolleg:innen, die Leitstelle, der Giftnotruf, die Kardiologe etc.). Leider können sonst Komplikationen entstehen, die mit den eigentlich verfügbaren, mobilisierbaren Ressourcen hätten verhindert werden können.

Fallbeispiele

Es erfolgt die Aufnahme eines 70-jährigen männlichen Patienten Verdacht auf Angioödem von einer peripheren Station der Klinik. Bei dieser Erkrankung, die auch unter der älteren Bezeichnung »Quincke-Ödem«, das von Heinrich Irenaeus Quincke bereits 1882 beschrieben wurde, bekannt ist. Hierbei handelt es sich um ein sich rasch entwickelnde, oftmals nicht juckendes und schmerzloses Ödem von Haut und Schleimhaut durch eine erhöhte Permeabilität der Gefäßwände. Ursache sind oftmals Nebenwirkungen von ACE-Hemmern, was auch bei dem beschriebenen Patienten der Fall war. Wenn sich das Angioödem in den oberen Atemwegen manifestiert, stellt dies wegen des unvorhersehbaren weiteren Verlaufs eine lebensbedrohliche Situation dar. In solchen Fällen sind ein koordiniertes interdisziplinäres Atemwegsmanagement und eine angepasste Pharmakotherapie erforderlich (Hahn u.a. 2017). Die Inzidenz schwerer Allergien liegt bei 1–3/10000 in der Allgemeinbevölkerung (Moneret-Vautrin u.a.. 2005). Angioödeme treten jedoch in 46% aller anaphylaktischen Reaktionen auf, und respiratorische Symptome (z.B. Dyspnoe oder Stridor) treten in 67% aller Fälle von Anaphylaxie auf (Worm u.a. 2012).

Der Patient zeigte eine akute Schwellung im Gesicht, insbesondere an den Augenlidern, den Wangen und den Lippen. Er gab Schluckbeschwerden an, die noch nicht sehr ausgeprägt waren. Die Stimme war leise und verändert. Eine leichte beginnende Dyspnoe war zu erkennen. Es war weder eine Urtikaria erkennbar noch gab der Patient einen Juckreiz an. Der Blutdruck betrug 180/80 mmHg, der Patient zeigte eine Tachycardie mit 120/min. Die körperliche Untersuchung zeigte keine pathologischen Herzgeräusche oder Reiben bei derAuskultation. Der Bauch war weich, symmetrisch und nicht druckempfindlich, ohne Distention. Es wurde keine Hepato- oder Splenomegalie festgestellt. Aufgrund einer bestehenden Hypertonie war der Patient mit Ramipril 10 mg p. o. seit ca. 5 Jahren eingestellt. Die primäre Arbeitshypothese war ein medikamenten-induziertes Angioödem auf ACE-Hemmer.

Aufgrund des nicht abzuschätzenden Verlaufs wurde parallel zu den ersten Maßnahmen auf der Intensivstation, gemäß den CRM-Leitsätzen drei und sechs, die HNO-Abteilung des Hauses notfallmäßig mit hinzugezogen. Forschungsergebnisse deuten darauf hin, dass eine Konzentration auf die Patient:innensicherheit, einschließlich der Durchführung von Schulungen zum Crew-Resource-Management (CRM) auf der Grundlage der Luftfahrtindustrie, die Ergebnisse für die Patient:

innen verbessern können (Bacon u. a. 2020). Bereits nach wenigen Minuten waren die Kolleg:innen der HNO mit dem Equipment für den »Schwierigen Atemweg« vor Ort um ein mögliches Szenario »Can't oxygenate, cant't intubate« sicherer zu beherrschen (Delalic u. a. 2022). Ein Einsatz wurde jedoch nicht notwendig, da die primäre Therapie die Situation deutlich stabilisierte. Der Patient wurde auf der Intensivstation weiter überwacht, der Zustand hat sich im Verlauf weiter verbessert.

Hätte sich die Situation allerdings nicht so günstig entwickelt, hätte die Schwellung im Bereich des Pharynx foudroyant verlaufen können und eine rasche Intubation unter erschwerten Bedingungen wäre notwendig geworden. Obwohl das nicht-hereditäre Angioödem keine seltene Erkrankung ist, sollten Notfallmediziner ausreichend darüber informiert sein und alle verfügbaren Ressourcen zeitnah mobilisieren, da der Verlauf, insbesondere im Anfangsstadium nur sehr schwer abzuschätzen ist (Dellic u. a. 2022).

> **Merke:**
>
> Oftmals wird erst nach einem Zwischenfall bemerkt, welche wertvollen Ressourcen nicht genutzt worden sind. Dies können Personen, Instrumente oder Geräte (auch Vitalparameter wie CO_2) sein. Diese Ressourcen sollten bekannt sein, um sie aktivieren und optimal ausnutzen zu können.

Leitsatz 7: Kommuniziere sicher und effektiv – sag, was Dich bewegt

Kommunikation ist kein CRM-Prinzip, sondern das Bindeglied für die meisten anderen CRM-Leitsätze (▶ Abb. 1.1). Dennoch gibt es für die Kommunikation einige wichtige Regeln, die sich in Bereichen, wo richtige, sichere Verständigung essenziell ist, bewährt haben. Ebenso gibt es typische Fehler bei der erfolgskritischen Kommunikation, die im Alltag wegen mangelnder Konsequenz häufig »eingeübt« werden.

Leider führt das »cool sein« zu ungünstigen Kommunikationsarten. Gute Kommunikation umzusetzen, ist nicht einfach, weil es für jede Situation unendlich viele Wege gibt, richtig und effektiv zu kommunizieren: gute Kommunikation ist einer der Schlüssel für das erfolgreiche Management kritischer Fälle. Die Verteilung von Aufgaben, das Berichten über den Status ihrer Erledigung, das Einholen einer zweiten Meinung usw. – all dies hängt davon ab, dass Sie effektiv kommunizieren. Gelungene Kommunikation ist das Mittel, dass es erlaubt, alle am Geschehen Beteiligten auf dem gleichen Stand zu halten. Jeder muss wissen, was gerade abläuft, um möglichst gut helfen zu können. Gute Kommunikation ist nötig, um zu bestimmen, was noch getan werden muss und festzuhalten, was schon erledigt ist. Im Folgenden sind einige wichtige Techniken und Verfahren aufgeführt, die sich seit vielen Jahren in der Akutmedizin bei Teams bewähren.

Fallbeispiele

Patient:innen, die sich auf der Intensivstation im Weaningprozess befinden müssen engmaschig begleitet und auf ein mögliches Weaningversagen nach einer zu schnellen Extubation gescreent werden. Das »Bauchgefühl« alleine kann hier möglicherweise zu einer falschen Entscheidung führen, wenngleich es ein wichtiger und nicht zu unterschätzender Prädiktor für die Einschätzung der Gesamtsituation darstellt.

In einer Arbeit von Kydonaki u. a. (2016) konnte gezeigt werden, dass Pflegepersonal patientenzentrierte Informationen nutzt, um die Fähigkeit der Patient:innen zur Entwöhnung zu beurteilen. Entscheidungsfindungsstrategien, die eine Kategorisierung patient:innenbezogener Informationen beinhalten, können in maßgeschneiderten Schulungsprogrammen für mechanische Beatmung und Entwöhnung vermittelt werden. Fortgeschrittene klinische Argumentationsfähigkeiten und die genaue Erkennung von Hinweisen bei der Beurteilung der Atmung durch das Pflegepersonal in der Intensivpflege sind sofern ein wichtiger Baustein bei der Entwöhnung von der mechanischen Beatmung. Das Risiko für ein Extubationsversagen ist das Vorhandensein von mindestens einem Hochrisikofaktor für eine Reintubation (Hernandez u. a. 2022). Zu diesen Risikofaktoren gehörten das Alter, eine verlängerte mechanische Beatmung, der APACHE-II-Score (Acute Physiology and Chronic Health Evaluation), eine schwierige Entwöhnung, Adipositas, das Vorhandensein von Komorbiditäten, das Auftreten von Hyperkapnie am Ende des Spontanatmungsversuchs und die Wahrscheinlichkeit der Durchgängigkeit der Atemwege (Ferrer u. a. 2006, Hernandez u. a. 2022, Nava u. a. 2005, Thille u. a. 2019).

Auf der Intensivstation sollte ein 58-jähriger männlicher Patient nach invasiver Beatmung infolge eine Polytraumas aufgrund eines Verkehrsunfalles nach abgeschlossenem Weaningprozess extubiert werden. Das Weaning wurde seit 5 Tagen kontinuierlich durchgeführt und dokumentiert. Alle objektiven Parameter incl. des angewendeten Weaning-Protokolls zeigten, dass einer Extubation nichts im Wege stand (Borges u. a. 2017; Desantis u. a. 2022). Aufgrund organisatorischer Schwierigkeiten und essenzieller Notfallaufnahmen sollte die Extubation des Patienten auf den frühen Nachmittag terminiert werden. Die betreuende Intensivpflegekraft äußerte hierzu Bedenken, da dieser Patient ihrer Meinung nach, nach der Extubation engmaschig überwacht und mit NIV unterstützt werden sollte, da er etwas adipös war und auch während des Weanings immer wieder vermehrter Unterstützungsbedarf notwendig war.

Ihre Bedenken hat die Kollegin im Kontext der täglich stattfindenden »Pflegevisite«, an der sie selbst, der zuständige Oberarzt, der zuständige Assistenzarzt und die Schichtleitung teilnahmen strukturiert vorgetragen (Rall & Oberfrank 2013). Das Hauptargument waren die möglicherweise nicht mehr vollumfänglich zur Verfügung stehenden Ressourcen bei einer Extubation am Nachmittag oder frühen Abend, wie z. B. die Unterstützung durch die HNO oder die geringere Personalbesetzung in der Nacht zur Anwendung der NIV. Diese Bedenken wurden durch die betreuende Pflegekraft mit Nachdruck beschrieben und die daraus resultierenden möglichen Konsequenzen aufgezeigt. Darüber hinaus wurden entsprechende Lösungsvorschläge besprochen und gemeinsam nach dem Entscheidungsprozess FOR-DEC abgearbeitet (Hofinger u. a. 2014). »Proper Preparation Prevents Poor Performance« (5-P-Regel), das heißt eine gute Vorbereitung verhindert eine schlechte Leistung (Clemente u. a. 2022; Rall u. a., 2013). Die Entscheidung fiel dann, nach einer Reevaluation der objektiven Extubationskriterien, auf den späteren Vormittag, so dass der Patient noch ausreichend lange von der höheren Personaldichte und den sonstigen zur Verfügung stehenden Ressourcen profitieren konnte. Es zeigte sich im Verlauf, dass die Entscheidung richtig war. Der Patient hatte noch einen gesteigerten Unterstützungsbedarf und konnte letztlich ohne die Erfordernis einer Reintubation, stabil durch die erste Nacht gebracht werden.

Eine spätere Extubation hätte möglicherweise eine Reintubation mit ungewissem Ausgang für den Patienten zur Folge gehabt.

Merke:

Kommunikation ist sowohl für die sendende wie für die empfangende Person einer Nachricht wichtig. Nur weil der Sender in der Hierarchie höher ist, muss ihn der Empfänger nicht unbedingt verstehen. Sprechen Sie Personen direkt an und bestätigen Sie, dass Sie etwas gehört und was Sie verstanden haben. So können Missverständnisse vermieden oder schnell aufgedeckt werden.

Exkurs: Die »Kommunikations-Treppe« und »Close-Loop-Kommunikation«

Gemeint, ist nicht gesagt
    Gesagt, ist nicht gehört
        Gehört ist nicht verstanden
            Verstanden, ist nicht gemacht

Gemeint, ist nicht gesagt

Menschen können sehr schnell denken, und oft denken wir, dass das, was wir denken, so klar ist, dass das von mir Gedachte alle denken müssen. Leider trifft das dann oft nicht zu – andere denken andere Dinge, haben Dinge wahrgenommen und haben andere Prioritäten. Wir sollten öfter sagen, was wir denken, damit wir andere Teammitglieder »im Loop« halten.

Gesagt, ist nicht gehört

Da Menschen evolutionär das Gehör, im Gegensatz zum Auge, nicht verschließen können, haben wir es gelernt akustische Reize ausblenden zu können. Wenn wir auf Dinge konzentriert sind, kann es sein, dass wir Dinge nicht hören, obwohl sie laut um uns herum passieren. Wir können »funktionell taub« sein, das heißt, sehr wohl mag sich unser Trommelfell bewegen, wir nehmen diese Schallwellen aber nicht wahr, weil wir gerade abgelenkt sind. Wenn wir gehört werden wollen, müssen wir erst dafür sorgen, dass uns zugehört wird und dass der oder die Empfänger:in uns wahrnimmt. Wenn es wichtig ist, sollten wir von unserem oder unserer Gesprächspartner:in eine Bestätigung einfordern.

Gehört ist nicht verstanden

Das Hören allein muss noch kein Verständnis bringen. Ist die Sache klar, der Auftrag verstanden, ist der oder die Empfänger:in mit dem Inhalt der Nachricht einverstanden? Das sollte geklärt werden, wenn die gegenseitige Kommunikation gelingen soll. Vor allem wenn die Inhalte wichtig sind, wie so oft in der Intensivmedizin.

Verstanden, ist nicht gemacht

Selbst bei gutem Verständnis, kann der Auftrag schwierig sein, misslingen oder anders als gedacht ausgeführt werden. Wenn das Ziel wichtig ist, benötigen wir eine Rückmeldung, positiv oder negativ, damit alle wissen, wo wir stehen. Zum Gelingen guter, gegenseitiger Kommunikation, gilt es regelmäßig die »Kommunikationsschleife zu schließen«. Man spricht auch von »Close-Loop-Kommunikation« (▶ Abb. 2.8). Das kann lästig und mühselig sein, ist aber das Einzige, was wichtige Informationen zuverlässig zwischen Personen übertragen lässt.

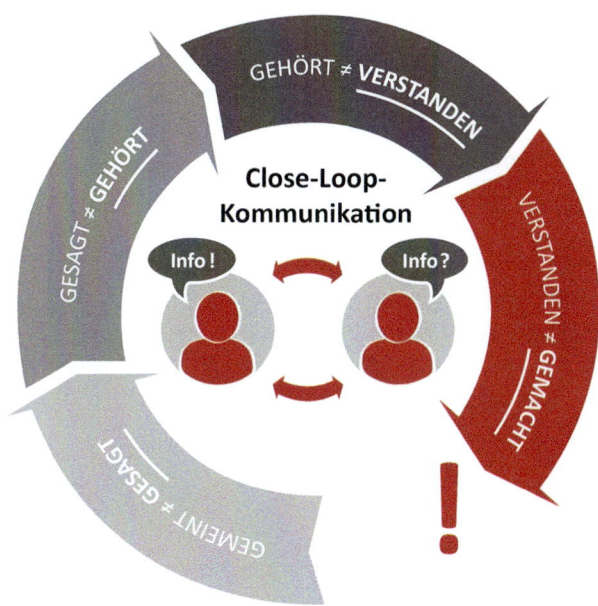

Abb. 2.8: Die Close-Loop-Kommunikation: Die sichere Übermittlung von wichtigen Informationen ist nicht trivial. Annahmen, Missverständnisse, Umgebungsgeräusche usw. können eine sichere Kommunikation verhindern. Es gilt immer wieder die Kommunikationsschleife zu schließen. Je wichtiger die Info, umso sicherer die Kommunikation (© M. Rall, InPASS)!

Ein weiteres Hilfsmittel, die Kommunikation systematischer und zuverlässiger zu machen, ist die sog. »SBAR-Technik« (Haig u.a. 2006, Miller u.a. 2009). Sie ist bei Leitsatz 3 »Fordere Hilfe an« ausführlich dargestellt (▶ Leitsatz 3). Die konsequente Anwendung von SBAR, sowohl als »Sender:in« (übermittle Dein ganzes mentales Modell), wie als »Empfänger:in« (komplettiere Dein Bild, wenn die sendende Person nur Bruchstücke liefert) erhöht die effektive Kommunikation enorm.

Sichere und effektive Auftragsvergabe

Bei der Vergabe von Aufträgen gibt es oft Schwierigkeiten, der oder die vergebende Person ist enttäuscht, weil der oder die Beauftragte es nicht so gemacht hat, wie es gedacht war. Diese:r wiederum ist frustriert, weil er oder sie keine gute Arbeit machen konnte (dabei wollte er oder sie es doch gut machen).
Die nachfolgenden Elemente sichern in ihrer Gesamtheit eine klare Auftragsvergabe:

- Mit Namen ansprechen / Blickkontakt
- Rahmenbedingungen / Ursache für Auftrag
- Eigentliche Aufgabe beschreiben
- Begründung / Konsequenzen / Bedeutung
- Details / Feinheiten zum Auftrag
- Gefahren / Grenzen / Maßnahmen
- Hilfe / Feedback (wie, wann, wo?)
- Rückfragen? Ok für Übernahme?

Nun mag man denken, dass es sehr mühselig und vor allem zeitaufwendig ist, Aufträge, die dutzendfach am Tag vergeben werden, so ausführlich zu formulieren. Aus der Erfahrung der Autor:innen bei tausenden von Simulationsteamtrainings, hat sich gezeigt, dass eine klare Auftragsvergabe Zeit spart, da sich die Menge der insuffizient oder falsch ausgeführten Aufträge und deren Korrektur verringert. Das Folgende zeigt ein positives und negatives Fallbeispiel zur Veranschaulichung.

Fallbeispiele

Negativ: Auftragsvergabe

Oberarzt der Intensivmedizin zur Assistenzärztin: »Schauen Sie bitte nach dem Blutdruck bei Frau Müller in der 7«. Diese Aussage ist schnell gemacht. Was will der Oberarzt aber wirklich, auf was ist zu achten, und was ist dann zu tun? All dies bleibt unklar und im Zweifel muss die Assistenzärztin beim Oberarzt nochmal nachfragen.

Positiv: Auftragsvergabe

»Frau Maier (so heißt die Assistenzärztin), die Frau Müller in der 7 hat einen erhöhten Hirndruck, bitte achten Sie auf den Blutdruck, der Mitteldruck darf nicht niedriger als 85 mmHg sein, sonst kann es zu einer Ischämie kommen. Falls er unter 85 fällt, machen Sie bitte ..., wenn das nicht hilft, bitte ... spritzen. Wenn das auch nichts nützt, bitte mich anfunken. Ich bin in der Ambulanz erreichbar. Trauen Sie sich das zu? Ok?«

Die, subjektiv evtl. länger erlebte Auftragsvergabe, dauert tatsächlich ca. 25 Sekunden. Diese 25 Sekunden sind gut investiert, denn sie verhindern Mehrarbeit und ggf. Patientenschäden aufgrund von Annahmen und Missverständnissen.

Warum ist Kommunikation oft schwer und fehlerhaft?

In vielen Zwischenfallanalysen kommt heraus, dass ein Teammitglied etwas Wichtiges wusste, es aber im Stress der Notfallbehandlung nicht (oder nicht effektiv) gesagt hat. Das ist besonders tragisch, denn offensichtlich, war das Wissen, welches den Zwischenfall verhindert hätte im Raum verfügbar. Das Teammitglied hatte meist einen Grund nicht zu »sagen, was Dich bewegt« (Speak up):

- Keine Zeit (zu hoher subjektiver Zeitdruck)
- Gefühl, das wäre jetzt ein schlechter Zeitpunkt

2 Die 15 CRM-Leitsätze

- Annahme, dass die anderen das sicher auch wissen
- Unsicher über den Inhalt der Botschaft (was ist, wenn ich nicht recht habe)
- Angst vor Hierarchie (ich bin ja nicht die Leitung, der Arzt, die Zuständige etc.)
- Unterschätzung der Wichtigkeit der Botschaft
- Andere nicht bloßstellen wollen (es wäre peinlich, wenn ich was sage, was der andere ja auch hätte wissen müssen…)
- Nicht geteilte mentale Modelle
- Kommunikation wird nicht für nötig erachtet (z. B. kein »Double check«)
- Das Vorurteil, dass gute Kommunikation lange dauert

Einige wichtige Kommunikationsregeln lassen sich wie folgt zusammensetzen. Besprechen Sie die Punkte gerne einmal mit Ihren Kolleg:innen im Team.

- Nimm Dir Zeit, effektiv zu kommunizieren (diese Zeit holt man leicht wieder auf)!
- Sorge für Ruhe.
- Rede laut genug und in Richtung der Empfänger:innen.
- Schreie nicht, solange nicht absolut notwendig.
- »Speak up«: Wenn Du etwas Wichtiges zu sagen hast, sag es.
- »Read back«: Wiederhole, was Du gehört hast.
- »Feedback«: Sage, was Du getan hast (auch wenn es nicht funktioniert hat oder nicht gut ist).
- »Get back« – Wenn jemand auf Deine Nachricht/Frage nicht reagiert, hat er/sie es vielleicht nicht gehört oder war anderweitig beschäftigt; hake nach, bestehe auf eine »Empfangsquittung«; warte, bis der/die andere »empfangsbereit« ist.
- Wirf Anweisungen nicht in den Raum: spreche einzelne Personen direkt an.
- Erst den Namen sagen, dann die Anweisung (Orientierungsreaktion ausnutzen). Höre auch den »Leisen« zu – gute Ideen müssen nicht laut sein.

- Stell Fragen, spätestens wenn Du nicht weiterweißt.
- Begründungen erhöhen das Verständnis und die »Haftzeit«.
- Nutze das 10-für-10-Prinzip immer wieder!

»Speak up!« – sag was Dich bewegt! Und warum das manchmal so schwer ist

Weil es so wichtig ist, dass alle Profis im Team sagen, was sie denken, vor allem wenn sie Bedenken haben, wird das »Speak-up« in letzter Zeit als Element von erhöhter Sicherheitskultur gefördert und gefordert (Martinez u. a. 2015; Kolbe und Grande 2016). Dies ist auch in anderen Hochsicherheitsbereichen, wie beispielsweise der Raumfahrt so: Bei der NASA lautet ein wichtiges Gebot »If it's not safe – say so. Speak-up!«

Eigentlich sollte Speak-up eine Verpflichtung sein und keine Wahloption. Wer etwas für Patient:innen fürchtet »muss es sagen«. So kann verhindert werden, dass es nach einem Zwischenfall heißt: »Und ich dachte noch…« oder »Ich dachte schon die ganze Zeit, dass…«

Sprechen Sie mit Ihrem Team darüber:

- Was erleichtert ein »Speak-up«?
- Was erschwert/verhindert es?
- Wie kann man es fördern?
- Welche schlechten Erfahrungen hat das Team damit gemacht?
- Wie macht man es konkret?
- Wann fällt es schwer?
- Wann erscheint es unnötig/hinderlich? Was passiert dann?

Leitsatz 8: Beachte und verwende alle vorhandenen Informationen

Medizin ist komplex, weil sie die Integration von ganz unterschiedlichen Informationsquellen erforderlich macht. Außerdem liegen über Patient:innen häufig limitierte und meist indirekte Informationen vor. Unter diesen Bedingungen kann jedes kleine Bausteinchen helfen, die Situation und den Zustand der Patient:innen besser zu verstehen und die Behandlung richtig auszurichten. Vervollständigen Sie Ihr mentales Modell über Patient:innen, indem Sie alle verfügbaren Informationen integrieren und korrelieren. Versuchen Sie bewusst Ihr mentales Modell mit neuen oder veränderten Informationen zu falsifizieren. Das Verifizieren macht unser Gehirn aus Bequemlichkeit von selbst und leider mit wechselndem Erfolg (z. B. Fixierungsfehler). Wenn Sie ein »komisches« Bauchgefühl haben und z. B. einen Befund eigentlich nicht oder anders erwartet hätten, seien Sie besonders sorgfältig. Meist hat das »Gefühl von Profis« einen realen Grund, der in dem Moment des Bauchgefühls nicht konkret genannt werden kann (Gigerenzer 2007).

Fallbeispiele

Negativ:

Postoperativ nach laparoskopischer Cholezystektomie wird ein 55-jähriger Patient bei vorbestehender KHK, Z. n. Nicht-ST-Hebungsinfarkt (NSTEMI, zwei Drug-eluting Stents in der LAD), Diabetes mellitus, Adipositas und dialysepflichtiger Niereninsuffizienz zur Überwachung auf die Intensivstation übernommen. Bei Übernahme zeigt sich der Patient somnolent und ohne Katecholaminsubstitution kardiopulmonal kompensiert. Auffällig wird am Überwachungsmonitor eine Bradykardie bis 35 bpm und der Patient präsentiert sich kaltschweißig. Es wird ein EKG geschrieben mit einer Sinusbradykardie und dezenten ST-Senkungen über der Vorderwand. Unter der Annahme eines akuten Myokardinfarktes werden laborchemische Kontrollen der Herzenzyme angeordnet und Kontakt zum interventionellen Zentrum für eine eventuelle Koronarangiographie aufgenommen. Die Bradykardie besserte sich nach Atropingabe nur kurzfristig. Unter dem Verdacht eines erneuten NSTEMIs erfolgt die Applikation von Heparin und ASS.

Anschließend wird Blut für eine Blutgasanalyse abgenommen, in welcher sich ein Kaliumwert von 7,5 mmol/l darstellte. Die letzte Dialyse des Patienten erfolgte am Vortag und die Ursache der Bradykardie stellte die klinisch relevante Hyperkaliämie da.

Fazit:

Aufgrund der vorbestehenden KHK mit einem bereits stattgehabten Myokardinfarkt und der EKG-Veränderungen war die Verdachtsdiagnose relativ schnell gestellt. Durch Berücksichtigung aller Informationen und zum Beispiel im Rahmen eines »10-für-10 s« hätten eventuell weitere mögliche Ursachen wie beispielsweise die Hyperkaliämie dargelegt werden können.

Positiv:

Ein Patient soll am ersten postoperativen Tag nach Leberteilresektion wieder auf die Normalstation verlegt werden. Er ist ohne Katecholamine hämodynamisch stabil und hat keinen Sauerstoffbedarf mehr. Die Stationsärztin geht vor Verlegung zum Patienten und erklärt ihm alles weitere. Bei Schmerzen erhält der Patient seine Bedarfsmedikation. Die Stationsärztin nimmt den Patienten als etwas unruhig wahr und die Bedarfsmedikation hat nicht ausreichend geholfen. Sie veranlasst eine Verschiebung der Verlegung, da sie ein »komisches Bauchgefühl« hat. Sie schaut sich erneut den Verlauf der Hämoglobinkonzentration in den letzten Stunden und veranlasst eine Sonographie. Dabei fällt auf, dass die Hämoglobinkonzentration bei hämodynamischer Stabilität sukzessive abgefallen war, ohne bisher in den transfusionspflichtigen Bereich zu kommen und die Sonographie zeigt freie Flüssigkeit um die Leber. In einer CT-Diagnostik konnte eine Nachblutung nachgewiesen werden und der Patient musste operativ revidiert werden.

> **Fazit**
>
> Das Bauchgefühl der Stationsärztin hat sie dazu veranlasst die bereits geplante Verlegung noch einmal zu verschieben und weitere Informationen einzuholen, um dieses zu verifizieren und damit die Verschlechterung des Patienten zu objektivieren und entsprechende Maßnahmen einzuleiten.

> **Merke:**
>
> Bei der Diagnose und Behandlung von Patient:innen ist es wichtig, alle verfügbaren Informationen mit einzubeziehen. Oft werden einzelne Vitalparameter nicht berücksichtigt oder vorliegende Befunde nicht mit in das mentale Modell des Behandlers eingebaut. Sie sollten alle verfügbaren Informationen miteinander korrelieren und falsifizieren und in Ihr mentales Modell über Patient:innen einpassen.

Leitsatz 9: Verhindere und erkenne Fixierungsfehler

Alle menschlichen Handlungen beruhen auf mentalen Modellen oder inneren Abbildern von Situationen (DeKeyser u. a. 1988; DeKeyser u. a. 1990; DeAnda und Gaba 1990; Rall und Gaba 2009). Wenn Ihr Modell nicht mit der Situation übereinstimmt, werden es Ihre darauf aufbauenden Handlungen auch nicht tun. Fixierungsfehler ergeben sich aus zunächst konsistenten, aber dennoch falschen mentalen Modellen von Situationen. Ein Prinzip des Umgangs mit Fixierungsfehlern besteht darin, sich einen neuen Blick auf die Situation zu ermöglichen. Fixierungsfehler sind hochgradig kontagiös. Fragen Sie offen, wie die Person die Situation einschätzt, ohne ihr Ihre eigene Einschätzung mitzuteilen. Wechseln Sie bewusst die Perspektive – mental und körperlich. Suchen Sie besonders nach all den Informationen, die Ihren bisherigen Annahmen widersprechen. Menschen neigen dazu, nur Informationen zu akzeptieren, die unterstützen, was sie sowieso schon meinen zu wissen. Eine andere Möglichkeit: Versuchen Sie sich vorzustellen, wie ein:e von Ihnen fachlich geschätzte:r Kolleg:in in dieser Situation vorgehen würde.

Es werden drei Arten von Fixierungsfehlern unterschieden:

1) »Dies, und nur dies.« (Das »Kleben«):
Nur die erste wahrscheinliche Möglichkeit/Diagnose wird in Betracht gezogen. Eine andere Möglichkeit wird nicht mehr in Erwägung erwogen. Man hat seine Diagnose gefunden, bleibt dabei (verbeißt sich eventuell regelrecht) und zieht andere mit hinein.
2) »Alles, nur dies nicht.« (Das Vermeiden):
Alles wird getan, um den akuten Fall so »hinzubiegen«, dass eine meist schwerwiegendere Diagnose nicht gestellt werden muss. Man neigt dazu, das anzunehmen, was weniger Arbeit macht oder redet sich negative Befunde schön (»Blutet kaum noch, fast trocken« oder »Okay, jetzt ist es dicht, passt schon.«).
3) »Alles okay.«: (Das Abwarten)
Man schaltet bei einem Zwischenfall gar nicht oder zu spät in den »Notfallmodus« und fährt unter Routinebedingungen mit der Behandlung der Patient:innen fort, während sich der Zwischenfall immer weiterentwickelt. In diesem Fall kennt man die richtige Diagnose (Unterschied zu Fixierungsfehler Art 1 und 2), unterschätzt aber den dramatischen Verlauf und verliert so wertvolle Zeit. Ursachen dafür: Man möchte kein »Aufsehen erregen«, oder man denkt, »das krieg ich schon hin«, oder man will es selbst nicht recht wahrhaben, dass man es jetzt mit einem Notfall oder einer schweren Komplikation zu tun hat.

Fallbeispiele

Negativ:

Eine polytraumatisierte Patientin wird vom Schockraum auf die Intensivstation übernommen. Zuvor war sie als Motorradfahrerin mit einem PKW kollidiert und ist bei deutlicher Vigilanzminderung von der Notärztin präklinisch intubiert worden. Das Verletzungsmuster nach Polytrauma CT zeigte ein Subduralhämatom, Rippenserienfraktur links und eine Femurfraktur. Nach Übernahme fällt auf, dass die Patientin schlecht oxygeniert ist und nach Auskultation ein fehlendes Atemgeräusch auf der linken Seite aufweist. Daher wird zügig die Verdachtsdiagnose Pneumothorax bei Rippenserienfraktur links gestellt. Es erfolgt daraufhin die Entlastung nach Bühlau mittels Thoraxsaugdrainage. Nach Anlage bessert sich die Oxygenierung nicht und das Atemgeräusch ist links weiter fehlend. Es fällt auf, dass der Tubus bei 26 cm Zahnreihe liegt, worauf dieser zurückgezogen wird. Danach verbessert sich die Oxygenierung und die Lunge ist beidseits belüftet.

Fazit

In dieser Situation ist durch das Verletzungsmuster ein Fixierungsfehler entstanden und es sind nicht alle Informationen verwendet worden. Durch ein kurzes »10-für-10« vor Einleitung einer invasiven Maßnahme mit Zusammenfassung der aktuellen Befunde und einer Frage ans Team, ob noch etwas vergessen wurde, kann man fehlende Informationen ergänzen oder nicht korrekte Verdachtsdiagnosen hinterfragen.

Positiv:

Ein 61-jähriger Patient befindet sich seit zwei Tagen bei Z. n. Aortendissektion und operativer Versorgung mittels Stentprothese auf der Intensivstation. Bei ausgeprägter Schmerzsymptomatik erfolgt die Umstellung von situativer Piritramidgabe auf eine kontinuierliche Morphingabe über einen Perfusor. Des Weiteren verschlechterte sich die respiratorische Situation des Patienten seit mehreren Tagen im Rahmen einer Pneumonie, sodass er intermittierend nicht-invasiv über eine Maske beatmet wird.

Bei zunehmender respiratorischer Insuffizienz, respiratorischer Azidose, Vigilanzminderung und Bradypnoe im Rahmen der muskulären Erschöpfung durch die progrediente Pneumonie wird die Indikation zur Intubation gestellt und entsprechend vorbereitet. Bei einem »10 für

10« wird die aktuelle Situation zusammengefasst, die Indikation zur Intubation bei Pneumonie besprochen und der weitere Plan dargelegt. In diesem Rahmen wird von einem Teammitglied die Frage nach einer möglichen Opiatüberdosierung als Ursache für die Vigilanzminderung gestellt. Diesem Hinweis wird mit einer probatorischen Naloxongabe nachgegangen und wenige Minuten nach Gabe bessert sich die Vigilanz und die Atemfrequenz. Die Azidose kann dadurch wieder ausgeglichen werden und der Patient muss nicht mehr intubiert werden. Im Rahmen einer Niereninsuffizienz kam es zu Akkumulation von Morphinderivaten, welche zu entsprechender Symptomatik geführt hatte.

Fazit

Die Indikation zur Intubation wurde bei respiratorischer Verschlechterung bei Pneumonie gestellt. Durch ein »10 für 10« vor einer invasiven Intervention können Fixierungsfehler vermieden werden, indem andere Ursachen für die respiratorische Verschlechterung transparent gemacht werden können und so eine potenziell risikobehaftete Maßnahme verhindert werden konnte.

Merke:

Mit einem Fixierungsfehler als Ursache können auch sehr gute, erfahrene Kolleg:innen große Fehler begehen (weil man denkt, man tut das Richtige). Fixierungsfehler betreffen das mentale Modell, das Sie von Ihren Patient:innen und der Situation haben. Weil die Beteiligten froh sind, ein mentales Modell als Erklärung zu haben, sind Fixierungsfehler schwierig zu erkennen und halten sich hartnäckig. Das Wissen um Fixierungsfehler ist ein wichtiger Schritt zur Prävention. (Im Sinne: Gefahr erkannt – Gefahr gebannt!). Beziehen Sie die schwerwiegendsten Diagnosen mit in Ihre Überlegungen ein und schließen Sie diese somit auch, je nach Ergebnis, aktiv aus (rule out worst case). Versuchen Sie sich aktiv zu falsifizieren. Fordern Sie auch Ihr Umfeld dazu auf. Widersprechen ist nicht frech, sondern erhöht die Patientensicherheit.

2 Die 15 CRM-Leitsätze

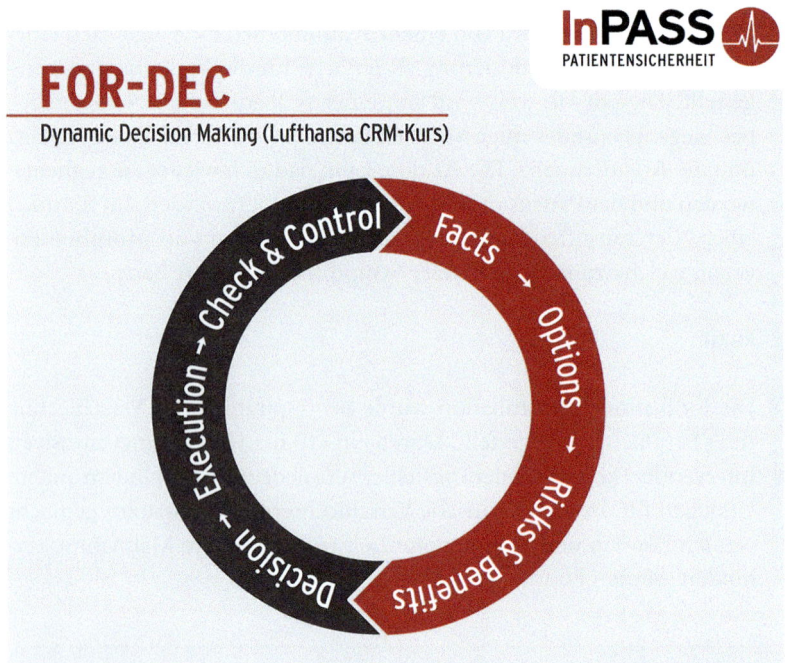

Abb. 2.9: FOR-DEC dient dazu Entscheidungen sicherer zu machen, indem zu schnelle und lückenhafte Entscheidungen vermieden werden (© M. Rall, InPASS).

Exkurs FOR-DEC

FOR-DEC ist eine Merkhilfe, um bei Entscheidungen nicht vorschnell Fehler zu begehen. Statt sofort umzusetzen, was man denkt was richtig ist, sollte die Methode FOR-DEC« angewandt werden. Regelmäßige Kontroll-Schleifen (»Check & Control«) sichern dynamisch die Richtigkeit des Weges (▶ Abb. 2.9, Tab. 2.2).

Tab. 2.2: FOR-DEC Methode

F	Facts	Haben wir alle Fakten? Fehlen noch Infos?
O	Options	Welche Optionen stehen außer der offensichtlichen zur Verfügung?)
R	Riks & Benefits	Welche Risiken gibt es je Option, welche Vor- und Nachteile entstehen durch die verschiedenen Optionen?)
D	Decision	Treffen der Entscheidung im Team nach Abwägung von FOR
E	Execution	Durchführung oder Delegation der Maßnahmen
C	Check	Hat die durchgeführte Maßnahme die erwünschte Wirkung oder evtl. Nebenwirkungen?; Re-Evaluation und ggf. erneutes Anwenden von FOR-DEC

Ein weiteres Fallbeispiel: »Wie das Abwehren von Fixierungsfehlern helfen kann«:

Nachdem ein Team der Kinder-Intensivstation ein CRM-basiertes Simulations-Teamtraining absolviert hatte, wird am nächsten Tag nach einem Verkehrsunfall mit Kindbeteiligung ein Kind auf die Kinderintensivstation eingeliefert. Der junge Patient wird direkt auf der Kinderintensiv übergeben. Der Notarzt drängt das Intensivteam dazu, das bereits intubierte polytraumatisierte Kind möglichst zu übernehmen.

Das CRM-trainierte Intensivteam bedankt sich bei dem Notarzt und unterbricht mit einem »10-für-10« dessen subjektiven Zeitdruck. Bei einer schnellen, aber sorgfältigen Re-Evaluation im Team, auch nach A/B/C/D/E-Schema (Airway, Breathing, Circulation, Disability, Exposure/Environment), entsteht bei der Auskultation des verunglückten Kindes der Verdacht auf eine Tubusfehllage. Dieser Verdacht wird nach Anlage der Kapnometrie bestätigt. Der grundsätzliche, frühe Einsatz der Kapnometrie als Intubationskontrolle war Teil der Simulationstrainings. Die nach Absaugen des Magens kontrolliert durchgeführte Re-Intubation des Kleinkindes sichert die Oxygenierung des Kindes für den Transport.

> Das Kinderintensivteam ist sich nach dem Einsatz sicher, dass regelmäßig im Team durchgeführten Simulationstrainings entscheidend dazu beitragen, die Patientensicherheit in kritischen Situationen zu erhöhen. Ohne das Simulationstraining hätte das Kleinkind eventuell einen hypoxischen Hirnschaden erlitten.

Leitsatz 10: Habe Zweifel und überprüfe genau (»Double check«, nie etwas annehmen)

»Double check« oder auch »Cross check« meint das sichere, sorgfältige Überprüfen auf mehreren Kanälen von angenommenen, vermuteten oder in Wirklichkeit unsicheren, aber sicher geglaubter Informationen. Unser Erinnerungsvermögen spielt uns manchmal Streiche und versucht, Dinge passend zu machen, die vielleicht aber gar nicht passend waren oder sind. Das erneute Prüfen von sicher geglaubten Informationen zeigt erstaunlich oft, dass es anders war, als wir dachten.

Manchmal besteht bei uns die Meinung, etwas tatsächlich getan zu haben, obwohl wir nur in unseren Gedanken gehandelt haben. Oder wir erinnern uns an unsere vermeintlichen Handlungen, die im Nachhinein so nicht stattgefunden haben.

Daher sollten wir z. B. Geräte (Beatmungsgeräte, Infusionspumpen etc.) im Zweifel anfassen, um den eingestellten Funktionszustand zu überprüfen. Denn: »Blicke sind zu schnell für eine sichere Kontrolle«.

Auch die Korrelation von Befunden kann helfen, Flüchtigkeitsfehler zu vermeiden. Überprüfen Sie sich selbst und andere, lassen Sie sich im Gegenzug auch gerne von anderen kontrollieren. Das hat nichts mit Misstrauen zu tun, sondern mit professioneller Erhöhung der Patient:innensicherheit. Es gibt in der Medizin leider immer noch zu viele Gelegenheiten, in denen ohne Netz und doppelten Boden gearbeitet wird.

Fallbeispiel

Angemeldet im Schockraum ist ein fünfjähriges Kind nach Sturz von der Schaukel mit Verdacht auf Schädel-Hirn-Trauma (SHT). Das Kind war am Unfallort primär bewusstlos und bei bestehenden Atemproblemen von einem, gegenüber dem Spielplatz praktizierenden Pädiaters, erstversorgt und primär intubiert worden. Von der Rettungsleitstelle wurde neben einem RTW auch der Rettungshubschrauber alarmiert.

Während des Transportes mit dem Helikopter kam es beim Landeanflug unmittelbar vor der Landung an der Zielklinik zu einer Bradycardie bei dem Patienten und im weiteren Verlauf zu einem generalisierten Krampfanfall. Der begleitende Notarzt entschloss sich zur Vertiefung der Narkose und zu einer Relaxation mittels eines nicht depolarisierenden Muskelrelaxans.

Das Team der Intensivstation übernahm den Transport des Patienten vom Landeplatz zum Schockraum, da das primäre Team des Schockraums zu dieser Zeit noch bei einem weiteren Notfall gebunden war. Der Behandlungsplatz auf der Intensivstation war bereits vorbereitet. Die Übernahme des Kindes durch das ICU-Team erfolgte mittels Standardmonitorings und einem Transportbeatmungsgerät am Hubschrauberlandeplatz. Durch den begleitenden Notarzt erfolgte eine kurze Übergabe am Helikopter. Er berichtete von der Bradycardie und dem Krampfanfall, sprach ansonsten von einem stabilen Transport.

Die Frage, ob der Endotrachealtubus denn korrekt liegen würde, wurde energisch mit dem Hinweis zurückgewiesen, dieser sei vom Pädiater platziert und mehrfach kontrolliert worden, im Übrigen sei es ja auch nicht sein erster Transport. Dem Team der ICU fiel allerdings auf, dass keine Kapnometrie angeschlossen war. Diese sei, nach Aussagen des Helikopterteams auf Nachfrage, während des Transports ausgefallen.

Daraufhin wurde darauf bestanden, vor Transportbeginn in den Schockraum die Lage des Endotrachealtubus zu überprüfen und die Kapnometrie anzuschließen. Es stellte sich heraus, dass der Tubus nicht korrekt platziert war, da die Kapnometrie kein exspiratorisches CO_2

zeigte. Die periphere Sauerstoffsättigung lag zu diesem Zeitpunkt bei 88% und einem FiO_2 von 1,0.

Es erfolgte eine sofortige Replatzierung des Endotrachealtubus. Im weiteren Verlauf war endexpiratorisch CO_2 nachweisbar und die Sauerstoffsättigung stieg auf 100%. Der weitere Verlauf gestaltete sich komplikationslos. Das SHT hat sich nicht bestätigt. Das Kind konnte nach der Traumadiagnostik und CCT problemlos spontanisiert werden. Es wurde gut wach, bewegte alle Extremitäten und konnte sehr schnell auf eine periphere Station verlegt werden.

Eine suffiziente Beatmung durch sichere Atemwege und eine damit verbundene ausreichende Oxygenierung und Ventilation sind essenziell. Ohne adäquaten Gasaustausch ist jede andere Situation nicht zu beherrschen und zum Scheitern verurteilt. Das Atemwegsmanagement zählt somit bei vitaler Indikation zu den wichtigsten durchzuführenden Maßnahmen (Timmermann u.a. 2019). Die Intubation und die korrekte Platzierung eines Endotrachealtubus sind nicht trivial. In verschiedenen Studien konnte gezeigt werden, dass eine Rate an unerkannten ösophagealen Intubation in bis zu 25% beträgt. Dies führt bei fehlintubierten Patienten zu einer 24 h Letalität von ca. 70–90% (Katz und Falk 2001; Silvestri u.a. 2005; Timmermann u.a., 2019). Eine kontinuierliche exspiratorische CO_2-Messung während der primären Versorgung und des Transports der Patient:innen soll kontinuierlich mittels einer Kapnographie erfolgen (Helm u.a. 2003; Timmermann u.a. 2019).

Merke:

Rechnen Sie immer mit Ihren eigenen Fehlern und den Fehlern anderer. Sich zu irren ist menschlich. Das sorgfältige Prüfen kann helfen, Fehler frühzeitig zu entdecken, sodass sie noch keinen Schaden anrichten. Achten Sie auf den Monitor, lesen Sie ihn langsam ab und interpretieren Sie die Daten. Ein schneller Blick zum Monitor erfasst oft nur eine Zahl. Haben Sie Zweifel, verifizieren Sie sorgfältig.

»Nie etwas annehmen!« – denn Annahmen sind ein großer Feind der Patient:innensicherheit

Sehr oft »nehmen wir etwas an« (z. B. der Blutzucker wurde schon gemessen, eine Ganzkörperuntersuchung würde auch nichts bringen, jemand hat doch schon im Herzkatheter Bescheid gegeben etc.) und dann stimmt es nicht oder es ist anders! Verifizieren Sie Ihre Annahmen (»Es stimmt doch, dass …?«), so lästig es auch erscheinen mag. Es ist tragisch, wenn Fehler passieren, die auf falschen Annahmen beruhen! Besprechen Sie das im Team, denn oft führt die Bestätigung einer Annahme, wenn sie stimmt, zu einer negativen Reaktion des Teammitglieds (»Klar hab ich das!« oder »Denkst Du ich bin doof?!« oder »Das weiß ich auch!«). Das verhindert in der Zukunft die Bestätigung und öffnet so die Möglichkeit für schwere, vermeidbare Fehler!

Leitsatz 11: Verwende Merkhilfen und schlage nach

Gedächtnisstützen aller Art sind eine in der Medizin noch zu wenig genutzte Ressource. Checklisten führen ein unberechtigtes Schattendasein. Denn wenn es darum geht, dass bestimmte Handlungen in festgelegten Reihenfolgen durchgeführt werden müssen und dabei keine Auslassungsfehler passieren dürfen, stößt der Mensch an seine Grenzen, denn das kann er nicht gut. Auch Erfahrene werden immer mal wieder einzelne Elemente vergessen. Checklisten, wie sie in vielen anderen Industriezweigen regelmäßig eingesetzt werden, könnten auch in der Medizin weiterhelfen, wichtige Dinge nicht zu vergessen.

Aber auch das Nachschlagen von Zusammenhängen, Diagnosen, Dosierungen und Techniken, erhöht die Sicherheit. Man muss nicht alles im Kopf haben. Es kommt vor, dass Informationen falsch abgespeichert oder falsch abgerufen werden.

Interessant ist, wie mit einfachen Methoden Patient:innen vor Schäden bewahrt werden können. Um die Patient:innensicherheit zu erhöhen, wurden exemplarisch in der Geburtsstation des Kopenhagener Universitätsklinikums Checklisten eingeführt und Whiteboards neben den Betten installiert, worauf Vitaldaten (wie Temperatur, Blutdruck, Atemfrequenz etc.) notiert und vermerkt wurden. So konnte die Anzahl der asphyktischen (pulslosen) Neugeborenen um 41 % reduziert werden (Hollesen u. a. 2018).

Fallbeispiele

Negativ: Fehlende Aktivierung der Kapnometrie vor einer Intubation

Aufgrund einer zunehmenden respiratorischen Verschlechterung wird die Indikation zur Intubation bei einer 69-jährigen Patientin gestellt, welche vor zwei Tagen eine endovaskuläre Stentprothese bei gedeckt rupturiertem Bauchaortenaneurysma implantiert bekommen hatte.

Im Rahmen der Vorbereitung werden alle notwendigen Materialien besorgt und die RSI (Rapid Sequenz Induction) mittels Videolaryngoskopie vorbereitet. Die Narkoseeinleitung erfolgt mittels Sufentanyl, Midazolam und Rocuronium. Zur Kreislaufunterstützung wird die Katecholaminsubstitution via Noradrenalinperfusor begonnen. Nach erfolgter, endotrachealer Intubation erfolgt die Lagekontrolle mittels Auskultation, welche ein sehr leises, unsicheres Atemgeräusch beidseits zeigt. Die pulsoxymetrisch gemessene Sauerstoffsättigung zeigt mittlerweile einen Wert von 78 %. Die Kapnometrie ist zu diesem Zeitpunkt noch nicht aktiv, da der entsprechende Messsensor zwar ordnungsgemäß konnektiert war, dieser am Beatmungsgerät allerdings noch nicht aktiviert wurde. Dementsprechend erfolgt die Aktivierung erst unter der schon laufenden Beatmung mit entsprechender Verzögerung und resultierender unsicherer Tubuslage für diesen Zeitraum. Nach erfolgreicher Etablierung der Kapnometrie kann eine definitive Lagekontrolle mittels suffizienter Kapnographiekurve erfolgen und die Sauerstoffsättigung stieg nach Anpassung der Beatmungseinstellungen.

Leitsatz 11: Verwende Merkhilfen und schlage nach

Wie kann der CRM-Leitsatz im vorherigen Fallbeispiel helfen?

Die Etablierung von Checklisten von standardisierten Prozeduren kann dabei helfen kritische Punkte, wie beispielsweise die Funktionsfähigkeit der Kapnometrie vor Durchführung der Intubation, zu evaluieren und ggf. zu optimieren.

Positiv: Verwenden von Algorithmen bei der Behandlung einer symptomatischen Bradykardie

Es erfolgt die Übernahme auf Intensivstation einer 79-jährigen Patientin nach Knie-TEP Wechsel und kardialer Vorerkrankung mit Drei-Gefäß-KHK und zwei Drug-Eluting-Stents der RIVA (Ramus intraventrikularis anterior) vor zwei Jahren. Eine Stunde nach Aufnahme klagt die Patientin über zunehmende thorakale Schmerzen und Schwindel. Der Überwachungsmonitor zeigt eine Herzfrequenz von 30/min. Es erfolgt zunächst die Gabe von 0,5 mg Atropin i. v. Bei ausbleibendem Effekt auf die Herzfrequenz nutzt die Stationsärztin für ein weiter eskalierendes Vorgehen den ERC Bradykardiealgorithmus und applizierte zunächst Adrenalin in vorgeschlagener Dosierung, um dann weiter ein externes Pacing mit entsprechender Wahl der Stromstärke zu etablieren.

Fazit

Gerade in seltenen Notfallsituationen oder bei erforderlichen Maßnahmen kann der Einsatz von Algorithmen hilfreich sein, um Unsicherheiten in der weiteren Therapie zu reduzieren – etwa bei der Wahl der richtigen Stromstärke für das externe Pacing.

Merke:

Fühlen Sie sich nicht schlecht, wenn Sie etwas nachschlagen. Selbst, wenn Sie es vorher schon hätten wissen können, müssen oder sollen. Zuverlässigkeit hat mit Überprüfen zu tun. Schreiben Sie sich wichtige Dinge auf, prüfen Sie sich selbst. Errechnen Sie Spritzenpumpendosie-

> rungen u. Ä. nicht »mal so« im Kopf. Schnell steht ein Komma falsch! »Coole« Kolleg:innen, die immer alles spontan wissen, täuschen sich manchmal ganz überzeugt und müssen dann wirklich cool bleiben. Seien Sie nicht cool, sondern gut und sicher.

Weitere Anmerkung:
Merkhilfen und Checklisten können Profis helfen noch öfter und zuverlässiger das zu tun, was sie eigentlich können. Merkhilfen können die mentale Belastung senken, indem sich nicht (nachts) erinnert werden muss – man kann einfach nachschauen und weiß, dass es dann stimmt. Leider wird es in Organisationen mit mangelnder Sicherheitskultur oft nicht positiv bewertet, »wenn man nachschauen muss«.

Warum braucht man Checklisten?

Die grundlegenden Human Faktors bewirken, dass der Mensch für gewisse Fehler relativ anfällig ist (Reason 2000; Rall und Gaba 2009). Hierzu gehört die Einhaltung von komplexen Verfahren und Abläufen, insbesondere unter schwierigen Umgebungsbedingungen. Zweifellos können gut eingeführte, an die Bedürfnisse einer Abteilung angepasste Checklisten hervorragende Effekte auf die Sicherheit der Prozesse und damit die Patient:innensicherheit haben (Haynes u. a. 2009; Arriaga u. a. 2013). Es ist entscheidend wichtig, dass eine Checkliste nur als Werkzeug verstanden wird, welches erst in der Hand geübter Anwender:innen und nach einer guten Einführung in die Abteilung ihre Effektivität erreichen kann (Ziewacz u. a. 2011).

> **Missverständnisse bei der Nutzung von Checklisten**
>
> Falsche Aussagen sind:
>
> - »Checklisten führen zu einer Art Kochbuch-Medizin.«
> - »Mit Checklisten können auch Unbewanderte gute Medizin machen.«

- »Checklisten ersetzen die klinische Erfahrung und den Verstand.«
- »Checklisten engen die individuellen Entscheidungen von Erfahrenen zu stark ein«

Eine gute und an die Anwendung angepasste Checkliste führt in keiner Weise zu einer Kochbuchmedizin, sondern stellt lediglich sicher, dass wichtige kritische Punkte in jedem Fall beachtet und evaluiert werden. Eine intelligente Checkliste erfordert nicht das strikte Einhalten aller in der Checkliste beschriebenen Elemente. Im Gegenteil: Die Checkliste sollte vor allem erfahrene klinische Teams dazu ermuntern, jederzeit bewusst und begründet von dem Vorgehen in der Checkliste abzuweichen. Wichtig ist dabei das bewusste und begründete Abweichen. Die Checkliste ist eine Hilfe für ein kompetentes Team. Sie dient der Entlastung und Sicherheit im Team.

Leitsatz 12: Re-evaluiere die Situation immer wieder. (Nutze das »10-für-10-Prinzip«)

Besonders die Akutmedizin ist sehr dynamisch. Was jetzt gerade richtig ist, ist in der nächsten Minute falsch oder nicht mehr das Wichtigste. Jede Information kann die Situation gänzlich verändern. Andere Parameter ändern sich vielleicht nur so langsam, dass ihre Änderung gar nicht klar wird (langsame Trends werden oft nicht bemerkt). Scheuen Sie sich also nicht, einer dynamischen Situation mit dynamischen Entscheidungen zu folgen. Hängen Sie nicht an einmal getroffenen Entscheidungen (Das normalerweise positive »Ich bleibe meiner Meinung treu« kann in dynamischen Situationen für die Patient:innen fatal sein.) Überlegen Sie regelmäßig, ob alles noch gültig ist und ob Sie am wichtigsten dran sind.

Fallbeispiele

Negativ:

Eine 75-jährige Patientin wurde von einem PKW angefahren und klagte anschließend über starke Schmerzen im Rückenbereich, am Kopf und im außenrotierten rechten Bein. Es zeigte sich eine große Platzwunde und Schwellung frontal, die Pupillomotorik war schwellungsbedingt nicht beurteilbar. Nach Eintreffen des Rettungsdienstes (RTW und NEF) erfolgte bei zunehmender Eintrübung der Patientin die Einleitung einer Allgemeinanästhesie und Atemwegssicherung mittels RSI, welche problemlos gelang. Die Patientin wurde komplett immobilisiert, ein Beckengurt angelegt und es wurden großlumige Zugänge etabliert. Nach diesen Maßnahmen war die Patientin zunächst kardiozirkulatorisch und respiratorisch stabil, so dass der Transport in das nächstgelegene Klinikum der Maximalversorgung nach Schockraumanmeldung initiiert wurde. Nach einer Transportzeit von etwa zehn Minuten entwickelt die Patientin eine ausgeprägte, progrediente Hypotension (RR 50/30 mmHg). Daraufhin wurde bei Verdacht auf eine innere Blutung im Becken, Thorax oder Abdomen die Flüssigkeitstherapie intensiviert und eine Vasopressortherapie mit Noradrenalin begonnen. Durch diese Maßnahmen gelang es, die Blutdruckwerte auf niedrigem Niveau zu stabilisieren (RR 70/40 mmHg). In Anbetracht der Nähe zur aufnehmenden Klinik (Fahrtzeit noch fünf Minuten) beschließt der Notarzt, die Patientin in »Load-and-Go«-Taktik unmittelbar und ohne die Einleitung weiterer Maßnahmen weiter zu transportieren.

Im Schockraum erfolgte nach strukturierter Patientinnenübergabe ein initiales Assessment nach A/B/C/D/E-Schema. Hier zeigte sich der rechte Hemithorax nicht belüftet, was im Kontext nunmehr erhöhter Atemwegsdrücke als wahrscheinlicher Spannungspneumothorax gewertet wurde, welcher sich in einer unmittelbar durchgeführten Sonographie bestätigte. Nach sofortiger, notfallmäßiger Nadeldekompression in Monaldiposition stabilisierten sich die Kreislaufverhältnisse rasch und die Beatmungsdrücke sanken auf ein adäquates Niveau ab.

Fazit

Die Anwendung des CRM-Leitsatzes »Re-evaluiere die Situation immer wieder« hätte die Identifikation und Therapie der zugrundeliegenden Problematik in diesem Fall rasch ermöglicht. Weiterhin ist die Annahme einer Blutung als Ursache der Kreislaufinstabilität, ohne Evaluation weiterer möglicher Ursachen höchst gefährlich, so dass auch CRM-Leitsatz 10 »Habe Zweifel und überprüfe« (»double check«, nie etwas annehmen) zum Tragen kommt.

Positiv:

Ein 67-jähriger Patient erhielt eine Hüftgelenksendoprothese (Hüft TEP) in Allgemeinanästhesie, welche komplikationslos eingeleitet wurde. Der Patient wurde präoperativ bei vorbestehender Herzinsuffizienz NYHA III, OSAS und IDDM als ASA III klassifiziert. Eine im Rahmen der Prämedikationsvisite empfohlene Spinalanästhesie, ebenso die Gabe von Blutprodukten und der Anwendung einer maschinellen Autotransfusion, lehnte der Patient aus religiösen Gründen ab. Nach lokalem Protokoll wurden zwei Transfusionseinheiten Erythrozyten für den Patienten bereitgestellt.

Der Eingriff erfolgte im Ausbildungskrankenhaus durch einen Jungfacharzt unter Supervision eines erfahrenen oberärztlichen Operateurs. Nach Hautschnitt entwickelte der Patient eine zunehmende Hypotension, welche einen moderaten Vasopressorsupport erforderlich machte. Bedingt durch den noch unerfahrenen Operateur verlief der Eingriff protrahiert. Die anwesende Anästhesieschwester bereitete eine Wechselspritze Noradrenalin (0,02 mg/ml) vor, da die noch zu erwartende OP-Dauer die Laufzeit des Medikaments sicher übersteigen würde. Währenddessen wurde ein Reanimationsruf ausgelöst, welcher die Anästhesieschwester zum unmittelbaren Verlassen des OP-Saales zwang. Die etwas später eintreffende Vertretung übernahm nach kurzer Übergabe durch den Anästhesisten die weitere Betreuung des Narkoseverfahrens. Nach kurzer Zeit alarmierte der Noradrenalinperfusor und warnte bei fast leerer Spritze. Das Medikament wurde gewechselt und der Patient entwickelte nur wenige Minuten später eine ausgeprägte hämodynamische Instabilität. Das Anästhesieteam bewertete die Situation als kritisch und begann strukturiert die Ursache der Situation zu evaluieren. Nach Ausschluss potenzieller Ursachen wie eines akuten Blutverlustes, eines akuten Koronarsyndroms oder eines sonstigen embolischen Geschehens wurde die korrekte Dosierung des Noradrenalins infrage gestellt. Nach erneutem Aufziehen des Medikaments und Wechsel desselben stabilisierte sich der Kreislauf des Patienten rasch. Später kehrte die zuständige Anästhesieschwester vom Reanimations-Fehlalarm zurück und stellte betroffen fest, dass sie durch den Alarm zwar zur Verdünnung NaCl 0,9%, aber noch kein Noradrenalin in die bereits beschriftete Perfusorspritze aufgezogen hatte.

Fazit

Die konsequente Anwendung der CRM-Leitsätze »Nie etwas annehmen« und »Re-evaluiere die Situation immer wieder (10-für10-Prinzip) konnte die Situation stabilisieren und den Fehler in der Medikamentendosierung korrigieren.

> **Merke:**
>
> Seien Sie sich der dynamischen Charakteristik von akuten Krankheitsbildern bewusst. Ändern Sie Ihre Meinung oder Diagnose gern und jederzeit. Fragen Sie sich immer wieder von neuem: Was ist das Hauptproblem der Patient*innen und was gefährdet die Person am meisten? Bleiben Sie an diesem Problem dran. Wiederholen Sie diesen Check häufiger.

Weitere Anmerkung:
Die Re-Evaluation der Krankengeschichte war erfolgt, die Diagnose konnte so richtiggestellt werden. In solchen Situationen kann auch die Anwendung von FOR-DEC (▶ Abb. 2.9, ▶ Tab. 2.2) helfen, nicht zu schnell zu sein.

Leitsatz 13: Achte auf gute Teamarbeit

Nicht immer ist Teamwork gut, aber auf jeden Fall ist es harte Arbeit für alle beteiligten Personen. Die Koordination eines Teams beginnt bereits, bevor das Team zu arbeiten beginnt. Wenn alle Teammitglieder ihre Aufgaben kennen und wissen, welche Rolle sie im akuten Fall übernehmen sollen, ist die Koordination leichter. Kurze Besprechungen (Briefings) zur Koordination von Gruppen zu Beginn eines Falles, sind in der Luftfahrt etabliert und finden auch zunehmend ihren Weg in die Medizin. Die dafür benötigte Zeit ist eine lohnende Investition, die sich im Laufe der Versorgung durch effektivere Arbeit meist auszahlt (Rall u. a. 2008). Während Zwischenfällen herrscht oftmals sehr große Anspannung im Team. Daher sind Nachbesprechungen (Debriefing) von kritischen Fällen ideal geeignet, um zu sehen was gut lief und was beim nächsten Mal anders gemacht werden soll. Teamführung und Teamplayer sind gleichermaßen wichtig. Oft denken die Teammitglieder, sie müssten nur warten und tun, was die Teamleitung sagt. Aber auch Teammitglied sein ist ein proaktiver Job. Die formale Zuordnung einer Verantwortlichkeit befreit die restlichen Teammitglieder nicht vom Mitdenken und dem Achtsam sein!

Es empfiehlt sich zu tun, was wichtig ist, flexibel zu sein und dort zu helfen, wo Sie am meisten gebraucht werden. Wenn andere Fehler machen, gleichen Sie sie aus. Vermeiden Sie Schaden – es geht um die Patient:innen. Es zählt der Erfolg des Teams und nicht, wer was besser erledigen konnte. Man spricht von »Teamness«. Probleme sollten nach dem Fall im Debriefing besprochen werden.

Fallbeispiele

Negativ:

Eine 55-jährige Patientin wird bei einer akut aufgetretenen Lungenarterienembolie nach Mobilisation reanimationspflichtig. Es erfolgt die leitliniengerechte Reanimation mittels Herzdruckmassage und endotrachealer Intubation. Der initiale Rhythmus ist eine pulslose elektrische Aktivität mit einer Schmalkomplextachykardie mit 110/min ohne kardialen Auswurf, also ohne tastbaren Puls und ohne arterielles Drucksignal. Es erfolgt die Gabe von 1 mg Adrenalin i.v. Die nächste Rhythmuskontrolle ergibt eine ungerichtete, breite, elektrische Aktivität. Diese Rhythmuskontrolle wird vom teamleitenden Oberarzt für ein orientierendes TTE genutzt, in welchem sich der rechte Ventrikel als deutlich dilatiert darstellt und sich keine suffiziente Kontraktion darstellen lässt. In dieser Rhythmuskontrolle wird vom Teamleiter das neu aufgetretene Kammerflimmern verkannt und demzufolge nicht defibrilliert. In der Nachbesprechung kann festgestellt werden, dass ein Teammitglied dies zwar bemerkt hatte und sich gewundert hatte, warum nicht defibrilliert wurde, allerdings die Entscheidung seines Oberarztes nicht hinterfragt hatte.

Positiv: Nachbesprechung (Debriefing) nach frustraner Therapie

Über die Intensivmedizin wird ein 50-jähriger Patient mit septischen Schock bei Pneumonie aufgenommen. Bei zügiger respiratorischer und hämodynamischer Verschlechterung erfolgen die Intubation sowie die Anlage eines zentralvenösen und arteriellen Zugangs. Bei zunehmender hämodynamischer Instabilität wird die Katecholamintherapie mittels Noradrenalins und Vasopressin intensiviert, die Breitspektrumantibiose begonnen und eine zielgerichtete Volumentherapie etabliert. Der Zustand des Patienten verschlechtert sich trotz leitliniengerechter Sepsistherapie weiter, sodass sich ein zunehmendes Multiorganversagen entwickelt und der Patient innerhalb weniger Stunden trotz intensivmedizinischer Maximaltherapie und Reanimationsmaßnahmen verstirbt. Das Team beschließt, sich nach Beendigung der Maßnahmen im Aufenthaltsraum zu sammeln, um den Fall nachzubesprechen. Es ist eine deutliche Anspannung und gedrückte Stimmung spürbar, da das gesamte Team seit mehreren Stunden ununterbrochen versucht hat jegliche Maßnahmen zu ergreifen, um das Leben des Mannes zu retten. Das Gefühl etwas falsch gemacht zu haben, nicht schnell genug gewesen zu sein, sich Vorwürfe zu machen, ist im Team sehr präsent. Im Rahmen der Nachbesprechung kann der Verlauf rekonstruiert werden, medizinische Sachverhalte besprochen werden und die Teamarbeit beurteilt werden. Dadurch kann unter anderem die Erkenntnis gewonnen werden, dass das Team als solches gut zusammengearbeitet hat. Gründe für Entscheidungen können transparent dargestellt werden und der gegenseitige Perspektivwechsel führt zu einem besseren Verständnis der Teammitglieder untereinander. Diese Teambesprechung hat einen spürbar positiven Effekt auf die Teamzufriedenheit und es verändert sich die Bewertung der Gesamtsituation trotz des tragischen Verlaufs für den Einzelnen und das Team.

> **Merke:**
>
> Ein gutes Team zu sein, bedeutet durchgehend Arbeit. Die Teammitglieder sollten sich gegenseitig in ihren Stärken und Schwächen respektieren. Arbeiten Sie Hand in Hand zusammen und nicht erst auf Anforderung. Wenn jedes Mitglied die anderen unterstützt und Schwächen ausgleicht, auf Fehlern nicht rumgehackt wird und das Team dadurch besser wird, kann Teamwork wunderbar sein. Und für die Patient:innen bedeutet es maximale Sicherheit, weil jede:r auf jede:n aufpasst.

Weitere Anmerkung:
Gute Vorankündigung (Antizipation), gute Kommunikation (Informationsweitergabe an alle beteiligten Stellen), gute konstruktive Zusammenarbeit des Teams für zu einem guten Erlebnis und einer befriedigenden Patient:innenversorgung, was solches Verhalten wieder fördert.

Leitsatz 14: Lenke deine Aufmerksamkeit bewusst (Situation Awareness)

Da die Aufmerksamkeit beschränkt und Menschen schlecht dabei sind zwei anspruchsvolle Dinge gleichzeitig gut ausführen zu können (Multitasking-Falle), müssen Sie Ihre Aufmerksamkeit bewusst und wohlüberlegt lenken. Zwei Prinzipien sind dabei hilfreich. Zunächst ist es gut, sich feste Wechsel anzueignen, in denen Sie ihre Aufmerksamkeit auf bestimmte Aspekte eines Falles lenken. So können Sie verhindern, dass Sie wichtige Schritte bei einer Handlung vergessen. Das zweite Prinzip betont einen bewussten Wechsel zwischen der Fokussierung auf Details und dem Gewinnen eines Überblicks über den Fall. Wenn Sie sich auf ein bestimmtes Detail haben fokussieren müssen, verschaffen Sie sich danach wieder einen Überblick über die Gesamtsituation.

Fallbeispiele

Negativ:

Der Stationsarzt wird zu einer Patientin gerufen, welche akute Luftnot angibt. Die pflegerische Kollegin beginnt mit ihrer Übergabe, dass die Patientin 72 Jahre alt sei, seit einer halben Stunde über Luftnot klage und heute Morgen eine Hüft TEP erhalten habe und erwähnt weitere Vorerkrankungen der Patientin. Währenddessen verschafft sich der Stationsarzt einen Überblick über die Situation, die Vitalwerte und befragt die Patientin, wie es ihr aktuell ginge. Darauffolgend richtet er sich wieder an die pflegerische Kollegin mit der Rückfrage wie lang genau die Beschwerden bereits persistieren und welche Vorerkrankungen bei ihr bekannt seien. Die pflegerische Kollegin erwidert, dass sie dies bereits in ihrer Übergabe erwähnt hatte.

Positiv:

Der Oberarzt wird als Teamleiter zu einer Reanimation hinzugezogen. Die Patientin ist nach Mobilisation kollabiert und reanimationspflichtig geworden. Nach 15-minütiger Reanimationsdauer und sonographisch gesicherter akuter Rechtsherzbelastung wird die Entscheidung zur eCPR (extracorporale kardiopulmonale Reanimation) bei fulminanter Lungenarterienembolie getroffen. Der Oberarzt lässt entsprechend alles vorbereiten und übergibt die Teamleitung an den Stationsarzt, um sich auf die Anlage der ECMO zu fokussieren

> **Fazit:**
>
> Nicht zwei Dinge gleichzeitig tun, bei der ECMO-Anlage ist höchste Konzentration gefragt, daher sind keine Kapazitäten mehr für die Teamleitung vorhanden und folglich keine Situation Awareness mehr gegeben.

> **Merke:**
>
> Sie können sich nicht auf zwei Dinge gleichzeitig konzentrieren. Konzentrieren Sie sich auf das Wichtigste. Bitten Sie andere, den Überblick zu behalten, wenn Sie sich auf Details konzentrieren müssen. Arbeiten Sie, wenn gar nicht anders möglich, abwechselnd an Problemen, nicht gleichzeitig. Lenken Sie Ihre Aufmerksamkeit bewusst, um zu entscheiden, was Sie tun und was Sie lassen sollten (Situation Awareness).
>   Der Assistenzarzt richtet seine Aufmerksamkeit auf die Patientin und alle Differenzialdiagnosen und lässt sich nicht vom Angehörigen diagnostisch einschränken. Es gilt auch hier »Rule out worst case« – das bedeutet, immer den schlimmsten anzunehmenden Fall auszuschließen.

Exkurs: Die »Stop-Injekt: Check«-Methode (SIC)

Die Maßnahme »Stop-Injekt: Check!« (SIC) wurde auf der Grundlage langjähriger Forschung und Training in Hochrisikobereichen der Medizin entwickelt. Leitend war die Erkenntnis aus hunderten von Simulations-Teamtrainings, dass die handelnde Person nach einem Medikationsfehler meist sofort versteht, was falsch war und wie es hätte richtig ablaufen müssen. Es gibt also eine automatische Reflektionsschleife, welche der durchgeführten Injektion folgt. Diese Erkenntnis wird meist tragischerweise einige Sekunden zu spät gewonnen. Und zwar, wenn das Medikament bereits den Körper des oder der Patient:in erreicht hat! Da das Wissen um das Risiko und die Vermeidung dieser Fehler bei den Mitarbeitenden in der Regel bekannt sind, drängte sich die Maßnahme »Stop-Injekt: Check!« regelrecht auf. Wenn es gelingt, die automatisch ablaufende Reflektionsschleife der Mitarbeitenden VOR die (nicht mehr zu korrigierende) Injektion zu ziehen, sind viele Medikationsfehler vermeidbar. Die SIC-Methode ist mittlerweile im Rettungsdienst, in Ambulanzen und Kliniken sehr verbreitet (▶ Abb. 2.10, ▶ Abb. 2.11).

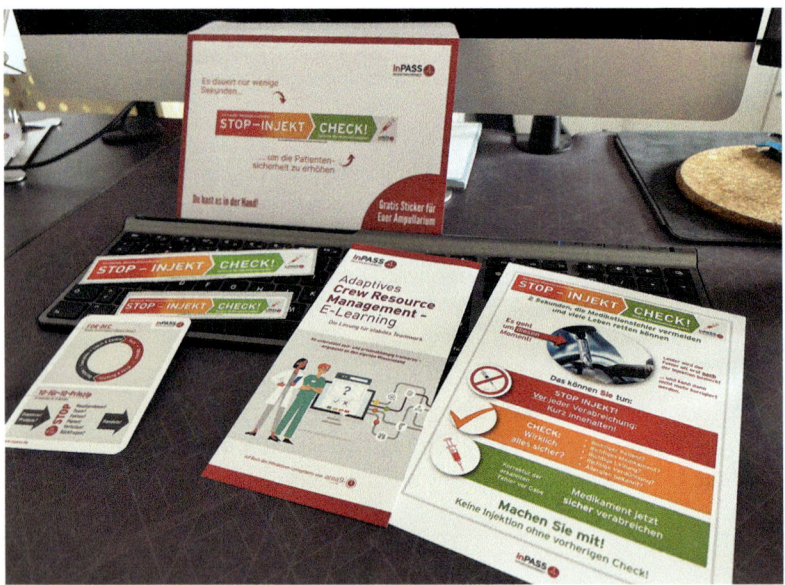

Abb. 2.10: Der »Stop-Injekt: Check!«-Aufkleber. Er kann überall dort angebracht werden, wo Medikamente zubereitet oder verabreicht werden. Der Aufkleber erinnert so das Team immer wieder an die Wichtigkeit der Maßnahme für sich und die Patienten. Er ist in verschiedenen Größen erhältlich (© M. Rall, InPASS).

Ziel von SIC ist, dass alle Beteiligten unmittelbar vor der i. v. Applikation am Patient:innenbett nochmals innehalten, einen kurzen Stopp einlegen (»Stop-Injekt!«) und folglich nie mehr sofort Medikamente verabreichen. Anschließend folgt ein Check: »Was würde mir jetzt einfallen, wenn ich es schon injiziert hätte?«, z. B. anhand der 6-R-Regel (richtige:r Patient:in, richtiges Medikament, richtige Dosierung, richtige Applikation, richtiger Zeitpunkt, richtige Dokumentation) sowie eine Überprüfung der Fragen ob Allergien, Kontraindikationen, Gefahren und/oder Nebenwirkungen bestehen. Anschließend erfolgt eine Korrektur aller erkannten Abweichungen/Fehler und erst dann die sichere Verabreichung des Medikamentes oder je nach Fall die Erkenntnis: keine Gabe des Medikamentes.

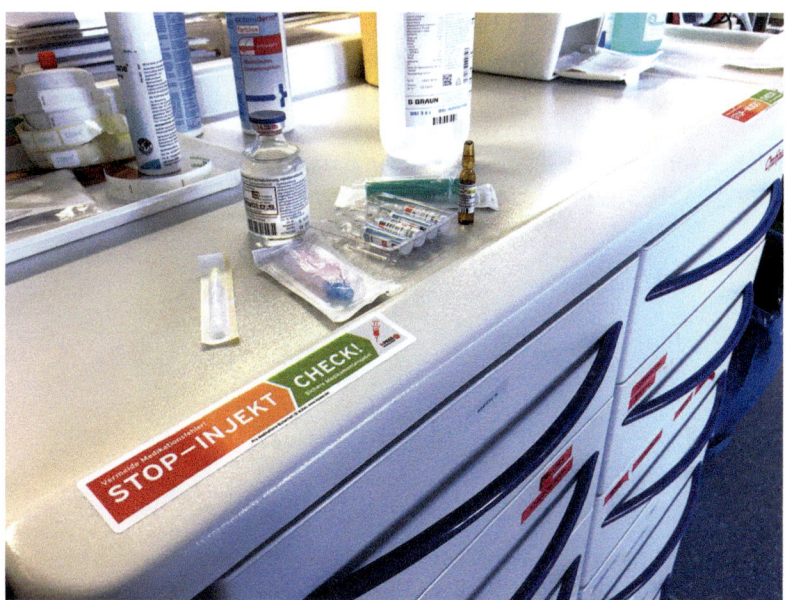

Abb. 2.11: Aufkleber »Stop-Injekt: Check!« als Erinnerungsstütze am Medikationswagen in der Intensivmedizin (© M. Rall, InPASS). Obwohl täglich 100-fach durchgeführt, birgt die Verabreichung von i.v.-Injektionen ein enormes Risiko für Patient:innen und dem Personal! Das besonders ungünstige daran: i.v.-Injektionen sind besonders »fehlerunfreundlich«: Ist das Medikament im Körper des oder der Patient:in angekommen, kann der Fehler nicht mehr korrigiert werden. Es breitet sich aus und wirkt.

Aber nicht nur Patient:innen leiden – gerade bei Medikationsfehlern erkennt die handelnde Person oft direkt nach dem Fehler die verheerende Auswirkung und fühlt sich entsprechend schuldig (Second Victim). Daher ist Medikationssicherheit nicht nur Patient:innensicherheit, sondern insbesondere auch Sicherheit für alle Mitarbeitenden (Valentin u.a. 2009; Treiber und Jones 2018)!

Falscher subjektiver Zeitdruck (»Giftpflanze Zeitdruck«) im Bereich von Sekunden

Wie oben bei »10-für-10« beschrieben, scheint es, dass wir oft in der Routine zu schnell sind und dabei wichtige Sicherheitschecks vergessen, oder erst nach der Maßnahme durchführen. Offensichtlich leiden Mitarbeitende in Notfallsituationen unter einem zu hohen subjektiven Zeitdruck. Allerdings gibt es in der Notfallmedizin keinen realen Zeitdruck im Bereich von *Sekunden*. Es gibt immer ein paar Sekunden (mehr) als gedacht wird (▶ Abb. 2.12)!

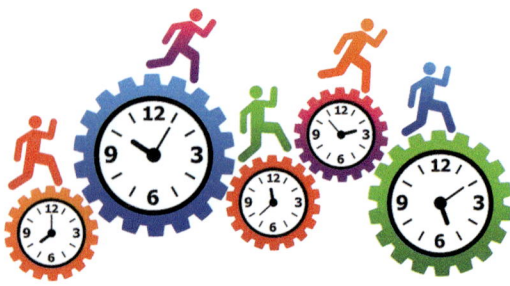

Abb. 2.12: Wir leben in einer Zeit mit ständigem Zeitdruck. Gerade in der Notfallmedizin entsteht oft Zeitdruck im Bereich von Sekunden. Dieser ist aber meist falsch. Wir haben immer ein paar Sekunden (mehr), z. B. um die Dinge zu tun, die unten im Textkasten aufgezählt sind. Das erhöht die Sicherheit und die Zufriedenheit enorm! (Quelle: Adobe Stock, Bild-ID: 249093610)

Ein metaphorischer Vergleich kann hier mit Dominosteinen gezogen werden. Analog zur Abbildung bringt der erste Dominostein die Fehlerkette ins Rollen (▶ Abb. 2.13). Falscher subjektiver Zeitdruck lässt viele Fehler und Probleme nach sich ziehen. Dabei herrscht in der Intensivmedizin fast nie Zeitdruck im Sekundenbereich. Patient:innen ersticken nicht in Sekunden, sondern in Minuten. Dennoch können wir in Sekunden schwere Fehler machen.

Die Erkenntnis über einen grundsätzlichen negativen Fehlermechanismus (Root Cause) könnte zu einem wichtigen neuen Schritt zur Erhöhung der Patientensicherheit führen. Das »10-für 10-Prinzip« (▶ Abb. 2.5 greift

Leitsatz 14: Lenke deine Aufmerksamkeit bewusst (Situation Awareness)

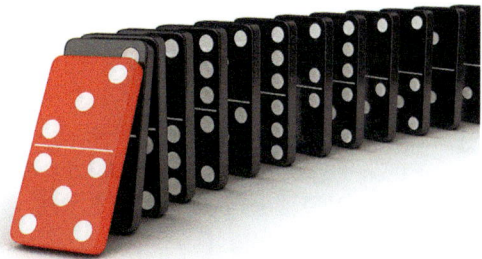

Abb. 2.13: »Falsch-hoher subjektiver Zeitdruck im Bereich von Sekunden« ist wie der erste Dominostein oft Ursache für verschiedene nachfolgende Fehler und deren Folgen. Mit »ein paar Sekunden mehr« dürfte es öfter gelingen, den ersten Dominostein am Fallen zu hindern und damit die Fehlerkette erst gar nicht beginnen zu lassen! Probieren Sie es aus! (Quelle: Adobe Stock, Bild-ID: 88740590)

diese Erkenntnis ebenso erfolgreich auf, wie die jüngere »Stop-Injekt: Check«-Kampagne.

Der falsche subjektive Zeitdruck wirkt ähnlich wie ein Gift, das sich sehr schnell verbreitet und zu verschiedenen Fehlern und Problemen in puncto Sicherheit führt (▶ Abb. 2.14). Daher haben wir den Ausdruck »Giftpflanze Zeitdruck« gewählt. Ihre Wurzeln sind tief, sie treibt verschiedene Blüten und führt zu ganz unterschiedlichen Auswüchsen von problematischem Verhalten.

> **»Wir haben immer ein paar Sekunden (mehr) ...«**
>
> - ... für ein kurzes Besinnen.
> - ... für klare & komplette Anweisungen
> - ... für ein »10-für-10« im Team
> - ... für ein »Stop-Injekt: Check«
> - ... für das Anfordern von Hilfe.

2 Die 15 CRM-Leitsätze

- ... für ein »Speak-up«!
- ... für ... »Was immer wichtig ist«

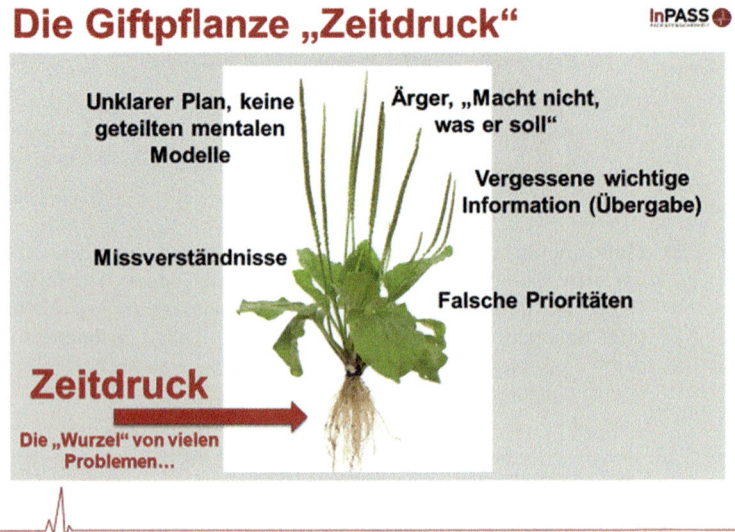

Abb. 2.14: Die »Giftpflanze Zeitdruck«: Das »Gift« dieser Pflanze ist der »falschhohe subjektive Zeitdruck im Bereich von Sekunden«. Dieser wirkt sich auf viele Aspekte menschlicher Leistungsfähigkeit toxisch aus (Quelle: Panther Media GmbH / Alamy Stock Photo, Bild-ID: XBX8T4).

Leitsatz 15: Setze Prioritäten dynamisch

Dynamische Situationen erfordern dynamisches Vorgehen. Kleben Sie nicht an Entscheidungen, die Sie getroffen haben (Fixierungsfehler). Diese waren oftmals auf unsichere oder unvollständige Informationen gegründet. Treffen Sie absichtlich nur vorläufige Entscheidungen. Eine Lösung für ein bestimmtes (Teil-)Problem zu haben, heißt nicht, dass es nicht noch eine bessere Lösung geben könnte. Es heißt auch nicht, überhaupt schon alle Probleme zu kennen. So haben zum Beispiel die Vitalfunktionen der Patient:innen immer Vorrang. Diese sollten nie vernachlässigt werden, schon gar nicht auf Kosten weiterer Diagnostik oder »operativer Akrobatik«. Im Zweifel müssen die Vitalfunktionen auch ohne Diagnose stabilisiert werden. Auch hier sollte dynamisch vorgegangen werden: Wenn der Kreislauf im Vordergrund stand und der betroffene Patient in diesem Beispiel ateminsuffizient wird, hat nun der Atemweg Priorität.

Fallbeispiele

Negativ:

Eine Patientin soll von der Intensivstation aus einem Krankenhaus der Grund- und Regelversorgung in eine Klinik der Maximalversorgung bei Aortendissektion verlegt werden. Die Patientin ist zum Zeitpunkt der Anmeldung der Verlegung kardiopulmonal stabil und erhält kontinuierlich Ebrantil über einen Perfusor, um den Blutdruck im niedrig normalen Bereich zu halten, um ein weiteres Fortschreiten der Dissektion zu verhindern. Es wird über die Rettungsleitstelle ein RTW zur Verlegung disponiert. Die Fahrzeit zum abgebenden Krankenhaus beträgt ca. 10 min und zum aufnehmenden Krankenhaus ca. 40 min. Kurz vor Eintreffen des RTW fällt auf, dass der Blutdruck zunehmend sinkt und die Patientin wieder vermehrte Schmerzen angibt. Es erfolgt die Volumen- und Katecholamintherapie und der Transport via RTW hämodynamisch grenzkompensiert. Im darauffolgenden CT zeigte sich eine progrediente Aortendissektion. Der Transport dauerte inklusive Umlagerung 75 min. Eine Nachfrage an die Leitstelle bezüglich RTH-Verfügbarkeit erfolgte nicht.

Fazit

Die Situation veränderte sich im Verlauf von einer hämodynamisch stabilen Patientin mit entsprechend ausreichender Zeit für einen bodengebundenen Transport zu einer kritischen Patientin, die einem schnellstmöglichen Transport bedarf. Daher wäre hier die Priorität auf die Prüfung eines alternativen Transports via RTH sinnvoll gewesen.

Positiv:

Eine postoperative Patientin nach Meningeomexstirpation verschlechtert sich akut im Sinne einer deutlichen Vigilanzreduktion. Der Pflegekraft ist aufgefallen, dass sie nur noch undeutliche Worte spricht und sie zunehmend somnolent wird. Daraufhin wird die Indikation zur CT-Kontrolle bei Verdacht auf Nachblutung gestellt und entsprechend alles für den Transport vorbereitet. Kurz vor Beginn des Transports fällt der Pflegekraft auf, dass sie sich weiter verschlechtert hat und nunmehr kaum noch auf Schmerzreize reagiert. Diese Zustandsänderung wird im Team besprochen und bei nun nicht mehr sicher vorhandenen Schutzreflexen wird die Indikation zur Intubation gestellt. Daher wird der Transport zunächst verschoben und alles für Atemwegssicherung vorbereitet

Fazit:

Die dynamische Situation wird erfolgreich antizipiert, bewältigt und so der initiale Plan aufgrund Zustandsänderung verändert.

Merke:

In dynamischen Arbeitsumgebungen sollten die Prioritäten ständig angepasst werden. Wenn außerdem, wie in der Medizin häufig, die vorhandenen Informationen unvollständig oder indirekt sind, kann auch das Auftauchen neuer oder besserer Informationen ein Umschwenken nötig machen. Wenn man die Prioritäten bewusst dynamisch setzt und dies dem Team so vermittelt, ist die Aufmerksamkeit aller höher.

3 Das CRM-Training

3.1 Warum lohnt sich ein CRM-Training für eine Institution?

Die positiven Effekte von CRM-Training auf einen Blick

- Erhöhung der Patient:innen- sowie Systemsicherheit und damit Verbesserung des Patient:innen-Outcome
- Optimierung der Zusammenarbeit und Interaktion im Team: bessere Planung, bessere Absprachen, früheres Anfordern von Unterstützung, Einbindung aller Teammitglieder und deren Wissen, Reduktion von Missverständnissen und Verwechslungen, präzisere Kommunikation u.v.m.
- Vermeidung von Fehlern und Komplikationen
- Besserung der Effizienz und Effektivität im Arbeitsalltag
- Erhöhung der Patient:innen- und Mitarbeitendenzufriedenheit
- Kostensparung durch reduzierte Personalfluktuation
- Reduzierung von vermeidbarem Krankenstand und dadurch Steigerung der Mitarbeitendenmotivation
- Erhöhung der Attraktivität für Bewerber:innen (Fachkräfte).

3.2 Warum lohnt sich CRM-Training für die Mitarbeitenden?

Neben der Vermeidung eines »Second Victims«, macht die Arbeit in CRM-trainierten Teams mehr Spaß und man hat weniger Stress. Weniger Missverständnisse und besseres Teamwork führen zu mehr Freude an der Arbeit. Die Lebensqualität scheint zu steigen. Mitarbeitende wechseln seltener die Stelle und sind weniger krank (El Khamali u.a. 2018).

> **Second Victim – Es geht nicht nur um die Patienten**
>
> Zwischenfälle mit Patient:innenschaden belasten neben den Patient:innen und den Angehörigen auch die Mitarbeitenden im Gesundheitswesen, die dabei zu den sogenannten »Second Victims« werden. Das Gefühl verantwortlich oder beteiligt an einem Patient:innenschaden zu sein, vor allem bei einer zumindest scheinbaren Vermeidbarkeit, kann zu posttraumatischen Belastungseffekten führen (u.a. schlechtes Gewissen, Abhängigkeit, Berufsaufgabe und Depressionen). Ein immer noch zu wenig beachtetes, oft verschwiegenes und tabuisiertes Feld.
>
> V.a. bei Medikationsfehlern (i.v.) fühlen sich die Beteiligten »schuldig«, weil natürlich durch die i.v.-Injektion ein unmittelbarer Verursacherzusammenhang besteht. Daher sind Verfahren wie »Stop-Injekt: Check!« (SIC) nicht nur für die Patient:innen, sondern für die Mitarbeitenden wichtig (Treiber und Jones 2018).

3.3 Wie kann CRM trainiert und geschult werden?

3.3.1 CRM-Seminare

Das CRM-Konzept vereint viele Verhaltensweisen und Erkenntnisse zur Minimierung von Fehlern, bzw. zur Abwehr von Schäden durch Fehler. Diese multimodalen Ansätze sollten durch spezielle CRM-Seminare geschult, aufgefrischt und vertieft werden. Dabei ist die frühe Einbindung von Führungskräften aller Stufen entscheidend (siehe folgenden Kasten).

CRM-Seminare können ideal ergänzt werden, durch realitätsnahe CRM-basierte Simulationsteamtrainings (s. u.). Durch solche Simulationstrainings, kann auch die Akzeptanz und der Bedarf für CRM-Seminare geweckt oder gestärkt werden. Jedenfalls ist das CRM-Konzept zu komplex, um es »nur« mit Simulationstrainings tief genug abzudecken.

> **Starten mit CRM für Führungskräfte**
>
> Für den Erfolg eines CRM-Programmes ist es entscheidend, dass die Führungskräfte vor allen Mitarbeitenden in dem Thema CRM geschult werden. Die Führungskräfte sollten wissen, was CRM ist, wie es wirkt und wie sie die Anwendung positiv verstärken können, bevor Mitarbeitende die Führungskräfte mit »neuen Aspekten« überraschen und ggf. negatives Feedback dazu bekommen. Die Seminare für die Führungskräfte können auch inhaltlich an die Anwendung von CRM speziell aus der Perspektive der Führungskraft angepasst werden. Dadurch können die Führungskräfte auch selbst direkt mit der Umsetzung von CRM-relevanten Verhaltensweisen beginnen.

Aus der Erfahrung der Autor.innen sollten bei den Dozent:innen für die CRM-Seminare Profis aus dem Berufsfeld der Teilnehmendengruppe beteiligt sein. Außerdem sollten die CRM-Themen sehr praxisnah und auf den beruflichen Alltag direkt anwendbar vermittelt werden. Allgemeine CRM-Seminare mit allgemeinen »Spielchen« scheinen einen unnötigen

Spalt zwischen Verständnis der Problematik und der Umsetzung in der Praxis zu lassen. Natürlich kann es spannend sein, zu erfahren, wie in der Luftfahrt oder in Großchemieanlagen Sicherheit erzeugt wird – die Anwendung von CRM im Intensivmedizin-Team ist aber dann doch sehr verschieden, daher sollte man näher am realen Einsatzgebiet trainieren und üben.

Die CRM-Seminare sollten sehr interaktiv und die Möglichkeit von Kleingruppenarbeiten und Übungen bieten. Nur durch die Anwendung und Übung, wird der Transfer in die klinische Intensivmedizin-Praxis schnell und effektiv gelingen.

Die Abbildung zeigt ein Beispiel für eine interaktive Gruppendiskussionen zur effektiven Kommunikation im Team (▶ Abb. 3.1).

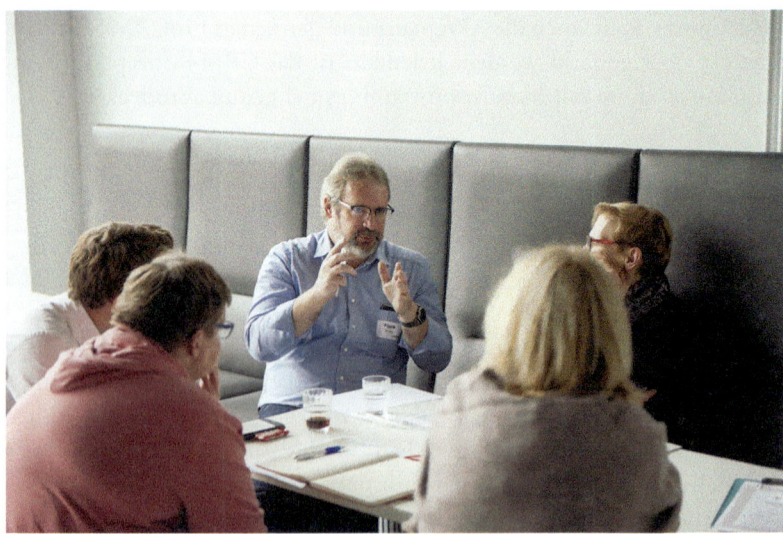

Abb. 3.1: Interaktive Diskussionen in einem CRM-Seminar. Hier werden die CRM-Leitsätze im Kontext der Teilnehmer »zum Leben erweckt« und in direkt anwendbare Handlungsweisen umgesetzt (© M. Rall, InPASS. Foto: B. Schädle, Momentum-photo.com).

3.3.2 Qualifikation der seminarbasierten CRM-Ausbildenden

Die Ausbilder:innen für die oben genannten Seminare sollten Intensivmedizin-Profis sein, oder sich zumindest genau in der Intensivmedizin auskennen und wissen, was klinisch möglich und sinnvoll ist, und welche Behandlungssettings vorkommen, also in welchem Kontext CRM im Team in der Intensivmedizin angewandt werden kann. Selbstverständlich sollten die Ausbilder über eingehende Kenntnisse der Human Factors für medizinische Teams und das CRM-Konzept im Speziellen verfügen. Hierzu gehören z. B.:

- Fehlerentstehung in der Medizin und Patient:innen- und Systemsicherheit
- Human Factors und theoretische Grundlagen zur Fehlerentstehung bei Individuen und in Teams
- Die Bedeutung der Human Factors für die Patient:innensicherheit
- Crew Resource Management (CRM) als Tool zur Vermeidung von Fehlern und Verbesserung der Teamarbeit
- Zahlreiche Beispiele für positive und negative Anwendung der 15 CRM-Leitsätze im Kontext der Intensivmedizin inkl. »10-für-10«, »Speak-up«, »SBAR« und effektive Kommunikation.
- Didaktische Möglichkeiten der Vermittlung von CRM für klinische Teams

Für eine dauerhafte Schulung der Mitarbeitenden bieten sich Train-the-trainer-Konzepte an, in denen eigene Mitarbeitende zu CRM-Instruktor:innen geschult werden, um im Anschluss regelmäßig CRM-Seminare und Refresher anbieten zu können.

> **CRM Train the Trainer für nachhaltige Effekte**
>
> Die Autor:innen haben vielfach CRM-Train-the-trainer-Schulungen für klinische Teams und den Rettungsdienst durchgeführt. So wurden CRM-Ausbilder:innen des Bayrischen Roten Kreuz (BRK) geschult,

welche in den nächsten Jahren für alle 6.000 Mitarbeitenden des BRK standardisierte CRM-Schulungen durchführen sollen. Ebenso wurden beim Roten Kreuz Tirol 75 CRM-Ausbilder:innen geschult, welche in den nächsten Jahren alle 3.000 Mitarbeitenden des Roten Kreuz mit interaktiven CRM-Seminaren schulen werden. Gleichzeitig dienen die speziell geschulten CRM-Ausbilder:innen als dauerhafte Multiplikator:innen im eigenen Betrieb zur Anwendung von CRM im Alltag. So können sich die neuen Verhaltensweisen langfristig verankern und Teil der gelebten Kultur im Routinebetrieb werden.

Wie bei allen Interventionen, sollte die Nutzung des CRM-Konzeptes im Team und in den Führungskreisen regelmäßig besprochen und evaluiert werden. Ebenso sollten die eigenen CRM-Ausbildenden regelmäßig extern fortgebildet werden.
Wichtig: Niemand muss die CRM-Leitsätze auswendig lernen! Es ist nicht die Idee von CRM, dass ein Mitarbeiter im Alltag der Intensivmedizin denkt: »Jetzt wende ich Leitsatz 7 an«. Vielmehr ist die Idee, dass sich die Verhaltensweisen von CRM und die Einstellung zum Team und den Mitarbeitenden im Verlauf so verändert, dass »CRM im Alltag gelebt wird«, dass sich die Verhaltenskultur in Richtung CRM ändert und CRM als solches gar nicht mehr explizit erkannt wird, sondern im gesamten Alltag in den Handlungen verwoben ist. Dabei sei nochmal betont, dass CRM zahlreiche individuell kognitive Aspekte enthält, welche zunächst für das einzelne Teammitglied gelten. Gutes modernes CRM besteht eben nicht nur aus den vielen Team- und Kommunikationsaspekten!

3.4 CRM-basierte Simulations-Teamtrainings

CRM-basierte Simulationstrainings haben einen enormen Effekt auf die Erhöhung der Handlungssicherheit von medizinischen Teams. Wie in Abbildung 3.2 zu sehen ist (▶ Abb. 3.2), erhöhen sie aber auch die Mitarbeiterzufriedenheit und damit letztlich sogar die Attraktivität für die Berufe (El Khamali u. a. 2018).

> **Reduktion von Kündigungen und Krankenstand durch Simulations-Training mit CRM führt zu einer finanziell lukrativen Situation solcher Trainingsinterventionen!**
>
> Die Studie von Khamali u. a. zeigte, dass Intensivpflegekräfte nach sechs Monaten nach einer fünftägigen Trainingsintervention unter anderem folgende Effekte zeigten (El Khamali u. a. 2018):
>
> - Nur vier Mitarbeitende der Trainingsgruppe haben die Intensivstation verlassen, im Vergleich zu 12 in der Kontrollgruppe.
> - Nur 1 % Krankenstand in der Trainingsgruppe, im Vergleich zu 8 % in der Kontrollgruppe.
>
> Wenn die Kosten für einen Personalwechsel (Mitarbeitendenfluktuation) berücksichtigt werden (direkte und indirekte Kosten von ca. einem halben bis einem ganzen Jahresgehalt, sog. Opportunitätskosten), sind die o. g. Effekte auch finanziell interessant. Zusätzlich dürfte bei aktuellem Fachkräftemangel das Erhalten der Mitarbeitenden ein weiteres wichtiges Argument sein. Dazu kommen die Teamperformanz-Effekte und die Erhöhung der Patient:innensicherheit!

Nur durch regelmäßiges Training von typischen und daher erwartbaren kritischen Ereignissen und Zwischenfällen ist eine adäquate und damit sichere Behandlung zu gewährleisten. Die folgenden Abbildungen illustrieren verschiedene Aspekte von modernen Simulations-Teamtrainings (▶ Abb. 3.3, ▶ Abb. 3.4, ▶ Abb. 3.5a, ▶ Abb. 3.5b, ▶ Abb. 3.6, ▶ Abb. 3.7, ▶ Abb. 3.8).

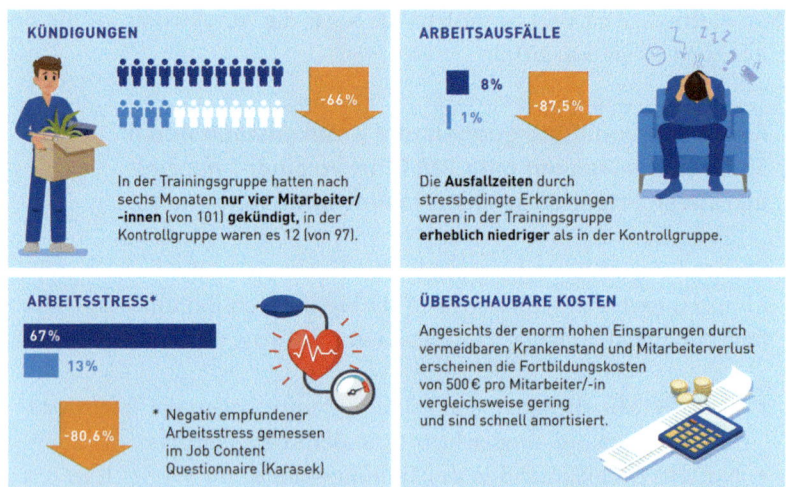

Abb. 3.2: Effekte von CRM-Trainings auf die Mitarbeiterfluktuation und den Krankenstand. Diese Effekte machen die Finanzierung solcher Trainings allein betriebswirtschaftlich sinnvoll. Dazu kommt die Erhöhung der Patient:innensicherheit (nach Khamali et al 2018, Quelle: DGSiM Deutsche Gesellschaft zur Förderung der Simulation in der Medizin, www.dgsim.de, Mai 2019).

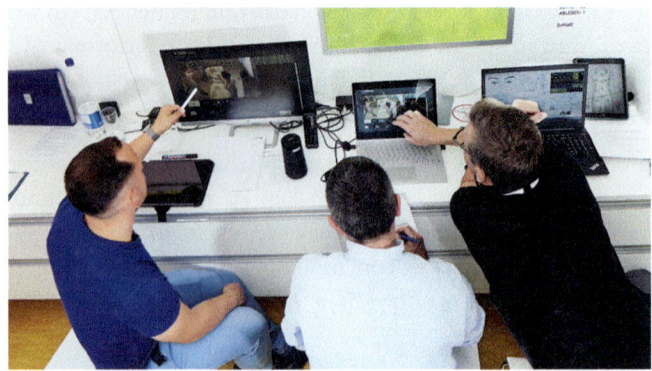

Abb. 3.3: Blick aus dem Simulations-Steuerraum auf ein Notfallszenario. Das interdisziplinäre Instruktorenteam steuert die Simulation und bereitet das Debriefing vor (© M. Rall, InPASS. Foto: B. Schädle, Momentumphoto.com).

3.4 CRM-basierte Simulations-Teamtrainings

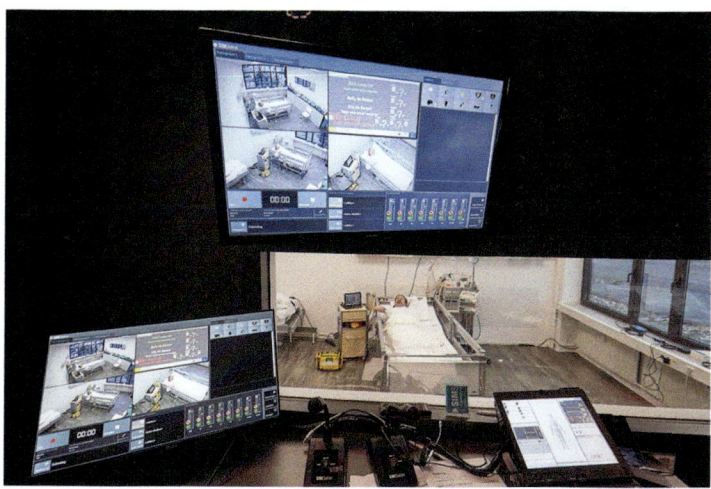

Abb. 3.4: Technik im Simulations-Steuerraum. Bildschirme für die Videoaufnahme und Setzen von Markern für das gezielte Abspielen von Szenen im Debriefing. Mikrofone zum Einsprechen und ein Laptop zur Steuerung des Simulators selbst (© M. Rall, InPASS. Foto B. Schädle, Momentum-photo.com).

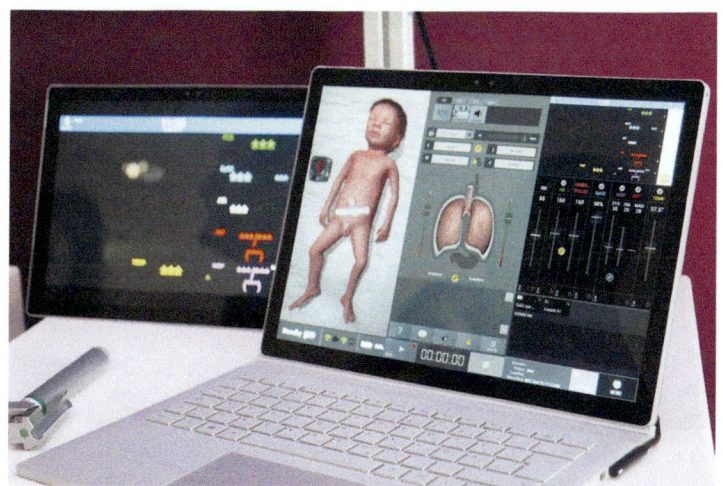

Abb. 3.5a: Moderner Frühgeborenen-Simulator (»Paul«, Fa. SimCharacters). Seit einiger Zeit sind Simulatoren für alle Altersgruppen verfügbar (© M. Rall, InPASS. Foto: B. Schädle, Momentum-photo.com).

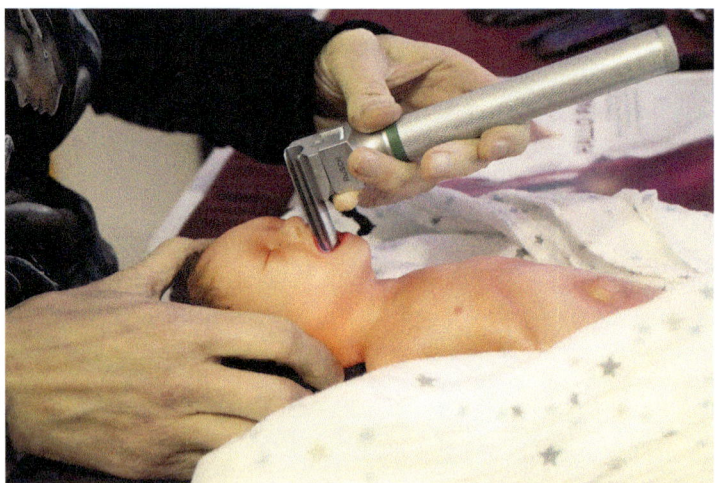

Abb. 3.5b: Moderner Frühgeborenen-Simulator (»Paul«, Fa. SimCharacters). Seit einiger Zeit sind Simulatoren für alle Altersgruppen verfügbar (© M. Rall, InPASS. Foto: B. Schädle, Momentum-photo.com).

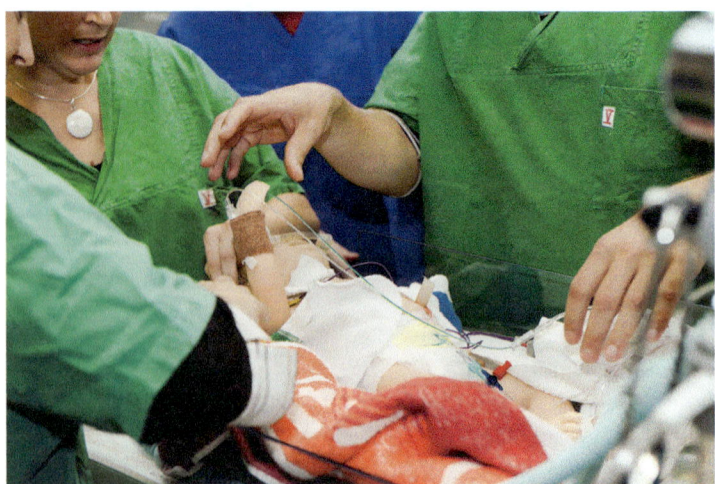

Abb. 3.6: Lebenswichtige Maßnahmen – viele Hände auf engem Raum. Das kann nur durch regelmäßiges Simulationstraining gelingen (© M. Rall, InPASS. Foto: B. Schädle, Momentum-photo.com).

3.4 CRM-basierte Simulations-Teamtrainings

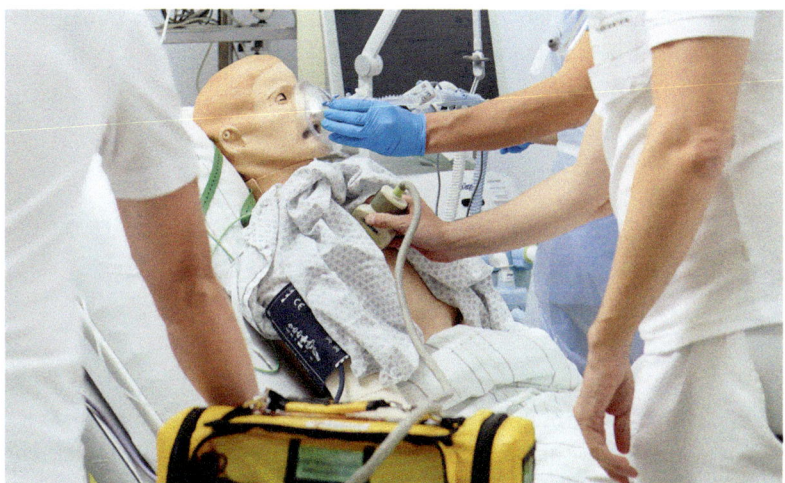

Abb. 3.7: Intensivmedizin-Simulation mit Vitaldatenmonitor, Spritzenpumpen und modernem Patientensimulator. Die iv-Zugänge werden voll funktionsfähig simuliert (Sim-Zentrum der Akademie der Kreiskliniken Reutlingen).

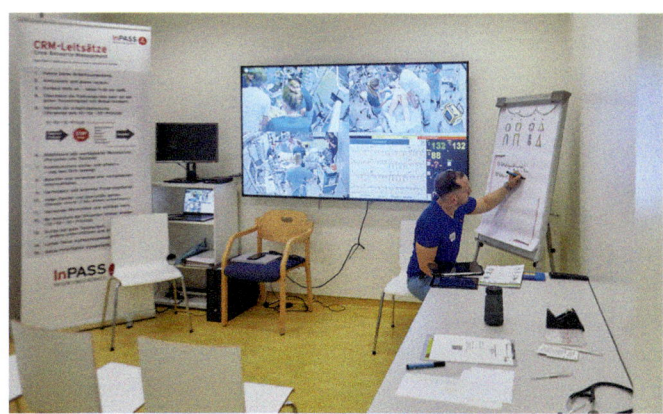

Abb. 3.8: Steuerung eines modernen Patientensimulators: hier können alle möglichen normalen und pathologischen Vitalparameter eingestellt und dynamisch verändert werden. Ein guter Simulationstechniker im Team ist wichtig (© M. Rall, InPASS. Foto: B. Schädle, Momentum-photo.com).

Um die genannten positiven Effekte zu erzeugen, sind gewisse Voraussetzungen zu erfüllen. Diese werden im nächsten Kapitel dargestellt.

3.5 Deutsche Gesellschaft zur Förderung der Simulation in der Medizin (DGSiM) Mindestanforderungen

Da nicht jedes Training, auf dem »Simulation« steht, auch die Qualitätskriterien für gute Simulationen erfüllt, hat die Deutsche Gesellschaft zur Förderung der Simulation in der Medizin (DGSiM) »Mindestanforderungen für moderne Simulations-Teamtrainings« definiert und veröffentlicht. Der (Mit-)Autor dieses Buches (Dr. Marcus Rall) ist Gründungsvorsitzender der DGSiM und Mitautor der Empfehlungen. Die wesentlichen Aspekte der Mindestanforderungen sollen hier wiedergegeben werden, alle Details können auf der folgenden Website der DGSiM heruntergeladen werden https://dgsim.de/services/downloads/.

Trainingsumgebung & Organisation:

- Simulations-Teamtrainings richten sich an Teams, die auch interdisziplinär bzw. interprofessionell zusammengesetzt sind.
- Realistische Simulationsumgebung, die einen für die Lernziele relevanten Arbeitsplatz darstellt (▶ Abb. 3.9).
- Idealerweise trainiert das Personal, in der gewohnten Arbeitsumgebung und mit zur Verfügung stehenden Arbeitsmitteln (Medizingeräte, Verbrauchsmaterialien, etc.).

Ablauf teamorientierter Simulationstrainings:

- Einführung in die Simulation (Vertraut werden mit der Simulationsumgebung und dem Simulator)

3.5 DGSiM Mindestanforderungen für Simulations-Teamtrainings

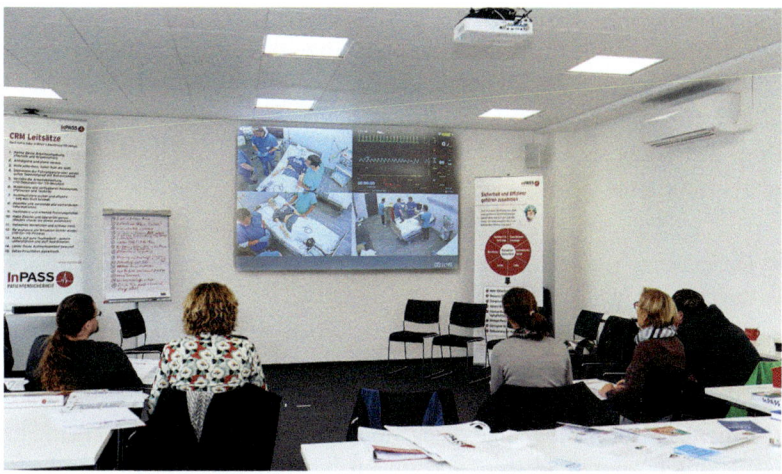

Abb. 3.9: Live-Übertragung des Szenarios in den Besprechungsraum, wo die gerade nicht aktiven Teilnehmer zuschauen können. Nach dem Szenario findet dort mit allen Teilnehmern das videogestützte »Debriefing« statt. Hier findet dann, unterstützt durch den CRM-Instruktor, die Selbstreflektion statt und werden die Lerneffekte umgesetzt. Die Qualifikation des Instruktors ist entscheidend für den Erfolg des Debriefings (© M. Rall, InPASS. Foto: B. Schädle, Momentum-photo.com).

- ggf. Einführung in CRM
- Szenarioblock (wiederholt)
  - Briefing für das Szenario
  - Simulation im Simulationssetting
  - Debriefing (konstruktive Nachbesprechung)
- Kursabschluss
- Der Hauptteil des Kurses besteht aus realitätsnahen Simulationen, die von detaillierten Debriefings gefolgt sind.
- Die Ausbildung dauert eher lange (> 4 Stunden, normalerweise ≥ 8 Stunden) und wird mit einer kleinen Teilnehmendengruppe durchgeführt.
- Die Trainings erfolgen mit einem niedrigen Teilnehmer:innen-/Ausbilder:innenverhältnis (mind. 8:1).

Durchführung von Debriefings:
Debriefings (konstruktive Nachbesprechungen) sind der wichtigste Teil von Simulationstrainings. Hier werden unter Nutzung der Selbstreflektion die tiefgreifenden und anhaltenden Lerneffekte erzeugt. Solche Debriefings mit CRM stellen hohe Anforderungen an die Ausbilder:innen (Instruktoren:innen).

- Debriefings werden gemeinsam mit der ganzen Teilnehmedengruppe durchgeführt.
- Soweit möglich werden Video-Aufnahmen des Simulationsszenarios verwendet.
- Debriefings betonen eine konstruktive Kritik, in der die Teilnehmer:innen die größtmögliche Gelegenheit haben, selbst zu sprechen, ihr Verhalten zu reflektieren und zu analysieren und mit den anderen Teilnehmer:innen (Peer Group) zu diskutieren und so auch voneinander zu lernen.
- Die Teilnehmer:innen haben den größten Redeanteil, nicht die Instruktor:innen.
- Debriefings dauern eher länger (z. B. 30–40 min).
- Wichtig ist es in Debriefings auch sehr positive Verhaltensweisen zu analysieren (Safety-2 nach Hollnagel 2014).

Inhalte von Simulationstrainings:

- Szenarien verlangen, dass sich die Teilnehmer:innen wie in der Realität verhalten und mit anderen Teilnehmer:innen interagieren.
- Mindestens 50 % der Betonung des Kurses liegen im CRM-Verhalten (Human Factors) und nicht auf den medizinischen oder technischen Problemen.
- Alle Teilnehmer:innen werden im Rahmen von Simulationssettings im Verlauf des Trainings selbst aktiv. Die alleinige Beobachtung von Szenarien ist einer aktiven Teilnahme während des Kurses nicht gleichwertig.

Anforderungen an Trainer:innen und Instruktor:innen:

- Die Instruktor:innen, die Trainings nach den »Mindestanforderungen der DGSiM« durchführen agieren als Lernpartner:innen und verstehen sich eher als Moderator:in und Coach (»Facilitator«).
- Instruktor:innen haben eine spezielle Ausbildung oder Erfahrung im Leiten CRM-orientierter Trainings. Sie führen regelmäßig Simulationstrainings durch und erweitern ihren Erfahrungsschatz durch die Durchführung von Debriefings kontinuierlich.

Technische Ausstattung des Simulationssettings:

- Für die Lernziele geeignete Simulatoren oder ausgebildete Schauspielpatient:innen
- Idealerweise geeignete Audio-Video-Technik für videogestützte Debriefings
- Medizinische Geräte und Materialen aus dem realen Arbeitsgebiet
- Teammitglieder, welche im realen Setting auch vorhanden wären (interdisziplinär, multiprofessionell, je nach Trainingssetting, ggf. Rollenspieler für die Darstellung fehlender Rollen)

3.6 Ausbildung von Instruktoren:innen

Besondere Qualifikation der CRM-Simulations-Instruktor:innen

Durch die oben genannten Erfordernisse der Trainings sind an die Instruktor:innen besondere und neue Anforderungen zu stellen: Eingehende Kenntnis in für die Akutmedizin relevanten Human Factors; Erkennen, Analysieren und Besprechen der CRM-Prinzipien in Simulationsszenarien; Fähigkeit im Debriefing selbstreflektives Lernen zu fördern und breite, übergreifende Lerneffekte über das Szenario hinaus entstehen zu lassen.

Moderne Simulationsteamtrainings mit der Betonung von CRM- und Videogestütztem Debriefing unterscheiden sich grundlegend von bisherigen Notfalltrainings. Daher können Ausbilder:innen von oder in bisherigen Trainingsformen nicht ohne weiteres effektive Simulationsteamtrainings durchführen. Einerseits ist die Gestaltung von realitätsnahen, plausiblen und relevanten »Szenarien« nicht trivial und kann bei Fehlern leicht zum Verlust der Relevanz und damit des Lerneffektes führen. Andererseits sind die Inhalte bezüglich Human Factors und die Anwendung von CRM in der klinischen Praxis, als auch die Methoden des selbstreflektiven Debriefings mit Videounterstützung und tiefem (»Double Loop«) Lernen, typischerweise nicht bekannt und müssen erst erlernt und geübt werden.

Da die Kenntnisse im Bereich der Human Factors und insbesondere im Bereich CRM in der Anwendung beim videogestützten Simulationstraining essenziell für den Trainingserfolg sind, ist die Qualifikation der CRM-Instruktor:innen entscheidend (▶ Lernziele für Instruktor:innen). International werden verschiedene, meist mehrtägige Formate von Instruktorenkursen mit unterschiedlichen Schwerpunkten angeboten. Die Autoren selbst haben national und international mehr als 3500 Instruktor:innen nach einem strukturierten Kurskonzept (Instructor- und Facilitation Kurs – InFact) ausgebildet.

Lernziele für CRM-Simulations-Instruktor:innen

- Fehlerentstehung in der Medizin und Systemsicherheit
- Human Factors und theoretische Grundlagen zur Fehlerentstehung in Teams
- Die Bedeutung der Human Factors für die Patient:innensicherheit
- Crisis Resource Management (CRM) als Tool zur Vermeidung von Fehlern und Verbesserung der Teamarbeit
- Gestaltung und Umsetzung relevanter Simulationsszenarien als Instruktor für verschiedene Zielgruppen (Szenariendesign)
- Durchführung von effektiven und tiefgreifenden Nachbesprechungen (Debriefing) mit und ohne Videounterstützung
- Moderne didaktische Methoden für die Erwachsenenbildung, insbesondere für die Induktion des selbstreflektiven Lernens
- Die Prävention und das Management von »schwierigen Debriefing Situationen«

- Auslösung nachhaltiger tiefer Lerneffekte (»Double-Loop-Learning«) im Debriefing
- Training von Fragemethoden im Debriefing

Simulationsinstruktor:innen sollten sich auch regelmäßig weiterbilden und insbesondere ihre Debriefing-Fähigkeiten trainieren und verbessern und immer wieder selbst als Teilnehmer in Trainings mitmachen. Hierfür gibt es verschiedene Möglichkeiten

3.7 Mehr als Training von Individuen – Teameffekt, Sicherheitskultur und Systemsicherheit

Training ganzer Abteilungen »en bloc«

Das Simulationsteamtraining mit Fokus auf Human Factors und CRM führt nicht nur zu einer Verbesserung der individuellen Leistungsfähigkeit, sondern eben insbesondere auch zu einer Optimierung der Kommunikation des Verhaltens im Team und zu einer Erhöhung der Sicherheitskultur. Diese breiten Effekte sind nur eingeschränkt zu erzielen, wenn nur einzelne Mitarbeitende zu einem Simulatortraining gehen können oder wenn sich das Training der Mitarbeitenden über ein oder zwei Jahre hinzieht. Erste Studien vom Team des Autors (Dr. Marcus Rall, Medizinische Dissertation von Lisa Hellmann) weisen darauf hin, dass die Effekte eines Simulations-Teamtrainings, wenn eine ganze Abteilung en bloc innerhalb weniger Tage trainiert wird, die Effekte, die durch Einzeltrainings erzielt werden können, um ein Mehrfaches überschreiten und lange anhalten (▶ Abb. 3.10).

Es ist heute also klar zu empfehlen, wenn Simulations-Teamtrainings in einer Abteilung durchgeführt werden sollen, darauf zu achten, dass in möglichst kurzer Zeit möglichst viele der Mitarbeitenden am Teamtrai-

3 Das CRM-Training

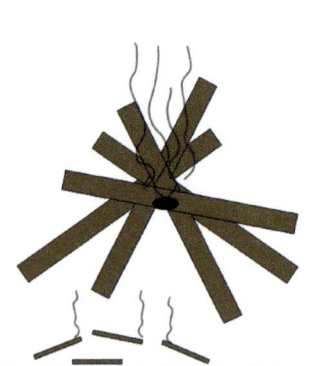
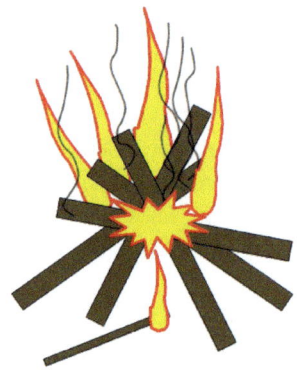

| Unterschwelliges Training „subthreshold training effects" | Das „CRM-Feuer" brennt druch Block-Teamtraining (> 70% der Mitarbeiter in kurzer Zeit) |

Abb. 3.10: Das »CRM-Feuer« zum Brennen bringen: Bei der Einführung von CRM ist es wichtig möglichst viele Mitarbeiter in kurzer Zeit zu trainieren, damit Trainierte auf Trainierte treffen und das neu erlernte im Alltag anwenden können. Zieht man das initiale Training zu lang hin, wird der Transfer erschwert/verzögert (© M. Rall, InPASS).

ning teilnehmen können. Durch Simulationstrainings vor Ort (in situ) lässt sich dies heutzutage logistisch mit etwas zeitlichem Vorlauf meist erreichen. Ein so durchgeführtes Teamtraining der ganzen Abteilung (> 70 % der Mitarbeitenden) vermeidet unterschwellige Trainingseffekte und erhöht neben den individuellen Fähigkeiten das Teamgefühl und die Sicherheitskultur in einer Abteilung. Die Team- und Sicherheitskultur-Effekte scheinen dabei besonders langanhaltend zu wirken.

> **Effekte durch »en bloc«-Simulator-Training ganzer Abteilungen in kurzer Zeit:**
>
> - Neu erlernte CRM-Verhaltensweisen können gemeinsam im Team angewandt werden
> - Reduktion von Widerstand, weil alle dasselbe gelernt und positiv erfahren haben

- Minimale Transferleistung in Alltag nötig, da im Team relevante Szenarien praxisnah trainiert wurden
- Optimierung der Kommunikation im Team und Vermeiden von Missverständnissen
- med. Trainingseffekt (wie Einzeltraining)
- Optimierung der eigenen lokalen Abläufe & Ausstattung, da meist vor Ort (in-situ) trainiert wird
- Team-Intervention (Wir-Gefühl, besseres Verstehen der »anderen«)
- Sicherheitskultur (Alle machen Fehler, wir müssen aufeinander aufpassen etc.)

Professionelle Leistungen auf höchstem Niveau können nur von Teams erwartet werden, welche regelmäßig kritische Situationen im Team trainieren. Alles andere ist Glück und Zufall. Keine andere Disziplin oder Industrie würde ihre Teams so unvorbereitet in eigentlich vorhersehbare Zwischenfälle laufen lassen, wie die Medizin. Menschliche Höchstleistungen kommen, egal in welchem Feld, ob Sport, Schach, Fliegerei oder Kunst, von jahrelangem intensivem Training.

Fazit

CRM ist enorm wichtig
Die Ursachen für Zwischenfälle liegen in ca. 70% im Bereich der Human Factors – es sind also meist nicht mangelndes Wissen oder Können das Problem, sondern die Umsetzung des vorhandenen Wissens unter den Bedingungen der Realität im Team! Der Schaden durch Fehler aus dem Bereich »Human Factors« betrifft nicht nur unsere Patient:innen, sondern auch unsere Teams, und uns selbst.

CRM kann jeder
Die CRM-Leitsätze sind eigentlich nichts »Neues« – im Gegenteil, jeder von uns wendet Aspekte von CRM bereits täglich an. Mit Blick auf die 15 CRM-Leitsätze ist festzustellen, dass im Verlauf des letzten Jahres, jeder Leitsatz im Team sinngemäß angewandt wurde. Das heißt, niemand muss CRM wirklich neu lernen – wir müssen nur lernen es immer und systematisch im Team anzuwenden. Dies ist verglichen mit anderen medizinischen Themen, die wir gelernt haben, viel einfacher. Es ist nur neu und ungewohnt und es muss im Team erfolgen, damit es wirklich optimal wirken kann.

CRM erhöht die Handlungssicherheit wie kaum etwas anderes
Viele Studien haben die Effektivität der Anwendung von CRM im Team nachgewiesen. Kaum eine andere Neuentwicklung, ob Geräte oder Medikamente kann die Patient:innensicherheit so stark erhöhen, wie die Anwendung von CRM im Team. Aufgrund der eindeutigen Studienlage müsste CRM-Training eigentlich als Klasse 1 Empfehlung für alle Krankenhäuser und Rettungsdienste verpflichtend vorgeschrieben werden. Es erscheint unethisch, Patient:innen eine mögliche Erhöhung der Patient:

innensicherheit, die mit CRM-Training erreicht werden kann, vorzuenthalten.

CRM hilft den Mitarbeitenden
Teams die CRM anwenden, spüren den Effekt nicht nur in der oben erwähnten Erhöhung der Patient:innensicherheit, sondern auch in mehr Freude an der Arbeit und einer Reduzierung von empfundenem Stress und damit einer höheren Lebensqualität. Eine Reduktion von Personalfluktuation, Krankenstand und Stress dürften auch Arbeitgeber/Kostenträger von CRM-Trainingsprogrammen überzeugen.

CRM als Geflecht aus Sicherheitsnetzen
CRM gliedert sich in Verhaltensweisen, welche das Team betreffen und solche, welche als Einzelperson anzuwenden sind (individuell-kognitive Aspekte). Manchmal überlappt das auch, z. B. bei der Kommunikation oder der dynamischen Entscheidungsfindung im Team. Wichtig ist, die typischen Fallstricke der Human Factors zu kennen und die dafür entwickelten 15 CRM-Leitsätze anzuwenden. Die Leitsätze funktionieren dabei wie Sicherungsnetze – je mehr Sicherungsnetze vom Team aufgespannt werden, desto mehr Fehler bleiben im Netz von CRM hängen und können den Patient:innen nicht mehr erreichen. Jeder verhinderte Fehler (Komplikation/Zwischenfall) reduziert darüber hinaus die Arbeitsbelastung, Konflikte im Team und damit den Stress im Beruf, was am Ende zu mehr Zufriedenheit und Freude führt und die Mitarbeitenden dadurch erholter nach Hause gehen können.

CRM braucht Zeit und eine kompakte Einführung
CRM konsequent im Team umzusetzen, wird nicht von heute auf morgen gelingen. Es muss im Team erlernt werden, das sich daran gewöhnen muss, bestimmte Vorgehensweisen zu ändern, um die Vorteile nutzen und sich dadurch stetig verbessern zu können. Es ist allerdings enorm hilfreich, wenn CRM en bloc im Team eingeführt wird und nicht zu lange Zeit verstreicht, bis alle Mitarbeitenden geschult sind. Auch ist es wichtig, dass bereits trainierte Teammitglieder aufeinandertreffen, sonst kann CRM nur eingeschränkt angewendet werden und erfährt dann einen Widerstand, der den Einführungsprozess von CRM in einem Team unnötig langzieht.

Dabei hilft es, ganze Teams in möglichst kurzer Zeit abteilungsweise zu trainieren.

Wir haben immer Zeit für CRM
In der Medizin wird fälschlicherweise oft ein viel zu hoher subjektiver Zeitdruck im Bereich von Sekunden wahrgenommen: Es ist ein Irrtum zu denken, es gäbe keine 10 Sekunden für ein »10-für-10« (Team Time Out), keine fünf Sekunden für eine Auftragserteilung und keine drei Sekunden, um Bedenken zu äußern (»Speak-up«)! Es gibt immer ein paar Sekunden (mehr). Der Medizinbereich steht nicht für eine »Highspeed-Disziplin« – es gibt immer Zeit für einen Check (z. B. »Stop-Injekt: Check«), für ein Überdenken und für Rückfragen im Team. Daher ist auch immer Zeit für eine Anwendung von CRM im Team. Am Ende kann durch die Nutzung der CRM-Leitsätze wertvolle Zeit und Zwischenfälle eingespart werden.

So kommt CRM in den Alltag: interaktive Seminare und realitätsnahe Simulations-Teamtraining
Um CRM tief in unsere Alltagsroutinen zu integrieren, bedarf es tiefes Verständnis dafür, wie Fehler entstehen und wie die CRM-Leitsätze konkret im Kontext der Intensivmedizin umgesetzt werden können. Hierzu eignen sich interaktive CRM-Seminare, wo sich die Teilnehmer intensiv mit der Anwendung von CRM in ihrem beruflichen Kontext auseinandersetzen können und ein vertieftes Verständnis für Human-Factor-Fallen (wie z.B. Annahmen und zu hoher subjektiver Zeitdruck) und die Anwendung der CRM-Leitsätze als »Antidot« aufbauen können. Wichtig ist dabei auch die Interdisziplinarität der Seminare, damit ein Austausch zur Anwendung von CRM über Berufsgruppen und Hierarchien hinweg ermöglicht werden und das Verständnis für die jeweilig anderen Positionen schon im Seminar wachsen kann.

Ergänzt und optimiert wird die Anwendung von CRM im Alltag durch interdisziplinäre, multiprofessionelle Simulations-Teamtrainings. Hier können sich die Teams unter kritischen Bedingungen selbst beobachten, sich von gut ausgebildeten Instruktor:innen geleiteten Debriefing selbst reflektieren und Optimierungen für Ihren Arbeitsalltag, auch in Notfallsituationen, mitnehmen. Dabei können neben den Teamaspekten auch die Strukturen und Prozesse des Arbeitsplatzes (Human Factors im Sinne

Usability, Ergonomie etc.) analysiert und verbessert werden. Dies vor allem auch dann, wenn das Training in regelmäßigen Abständen auch vor Ort stattfindet (in-situ-Simulation).

CRM ist zukunftsträchtig. Es gibt wenig Gründe, die gegen das Ein- und Durchführen von CRM-Trainings in Krankenhäusern, insbesondere im Akutbereich, sprechen. Jedoch fehlt es bislang an einer systematischen Implementierung. Hierzu bedarf es in Zukunft besonderer Anstrengungen, um möglichst flächendeckend Crew Resource Management in den Teams der Intensivmedizin zu etablieren. In diesem Zusammenhang dürfen wir uns der Aussage von David Gaba aus Stanford anschließen: »The future is now – we are it« (Die Zukunft beginnt heute – und wir gestalten sie).

Literaturverzeichnis

Aasland, O. G., Forde, R. (2005): Impact of feeling responsible for adverse events on doctors' personal and professional lives: the importance of being open to criticism from colleagues. Qual Saf Health Care 14(1): 13–17.

Arriaga, A. F., Bader, A. M., Wong, J. M., Lipsitz, S. R., Berry, W. R., Ziewacz, J. E., Hepner, D. L., Boorman, D. J., Pozner, C. N., Smink, D. S., Gawande, A. A. (2013): Simulation-based trial of surgical-crisis checklists. N Engl J Med 368(3): 246–253.

Bacon CT, Mccoy TP, Henshaw DS (2020) Failure to rescue and 30-day in-hospital mortality in hospitals with and without crew-resource-management safety training. Res. Nurs. Health 43:155–167

Bates, D. W., Cohen, M., Leape, L. L., Overhage, J. M., Shabot, M. M., Sheridan, T. (2001): Reducing the frequency of errors in medicine using information technology. J.Am.Med.Inform.Assoc. 8(4): 299–308.

Borges LGA, Savi A, Teixeira C et al. (2017) Mechanical ventilation weaning protocol improves medical adherence and results. J Crit Care 41:296–302

Clemente Fuentes RW, Chung C (2022) Military, Civil and International Regulations To Decrease Human Factor Errors In Aviation. In: StatPearls. StatPearls Publishing, Treasure Island (FL)

Cooper, J. B., Newbower, R. S., Kitz, R. J. (1984): An analysis of major errors and equipment failures in anesthesia management: considerations for prevention and detection. Anesthesiology 60(1): 34–42.

Cooper, J. B., Newbower, R. S., Long, C. D., McPeek, B. (1978): Preventable anesthesia mishaps: a study of human factors. Anesthesiology 49(6): 399–406.

DeAnda, A., Gaba, D. M. (1990): Unplanned incidents during comprehensive anesthesia simulation. Anesthesia and Analgesia 71(1): 77–82.

DeKeyser, V., Woods, D. D., Colombo, A. G., Bustamante, A. S. (1990): Fixation errors: failures to revise situation assessment in dynamic and risky systems. Systems Reliability Assessment. Dordrecht: Kluwer Academic: S. 231.

DeKeyser, V., Woods, D. D., Masson, M., Van Deele, A. (1988): Fixation errors in dynamic and complex systems: descriptive forms, psychological mechanisms, potential countermeasures. Brussels, Belgium.

Delalic D, Borcic V, Prkacin I (2022) Can't Intubate, Can't Oxygenate: a Rare Case of a Difficult Airway Due to Nonhereditary Angioedema. Acta Clin. Croat. 61:99–103

Desantis M, Lichtenstern C, Hagenlocher JP et al. (2022) Implementation of a spontaneous awakening/spontaneous breathing trial protocol in a surgical intensive care unit: a before and after study. Minerva Anestesiol

Divi (2022) Empfehlung zur Struktur und Ausstattung von Intensivstationen 2022. In:DIVI, https://www.divi.de/joomlatools-files/docman-files/publikationen/intensivmedizin/221128-divi-strukturempfehlungen-intensivstationen-langversion.pdf

El Khamali, R., Mouaci, A., Valera, S., Cano-Chervel, M., Pinglis, C., Sanz, C., Allal, A., Attard, V., Malardier, J., Delfino, M., D'Anna, F., Rostini, P., Aguilard, S., Berthias, K., Cresta, B., Iride, F., Reynaud, V., Suard, J., Syja, W., Vankiersbilck, C., Chevalier, N., Inthavong, K., Forel, J. M., Baumstarck, K., Papazian, L. (2018): Effects of a Multimodal Program Including Simulation on Job Strain Among Nurses Working in Intensive Care Units: A Randomized Clinical Trial. JAMA 320(19): 1988–1997.

Ferrer M, Valencia M, Nicolas JM et al. (2006) Early noninvasive ventilation averts extubation failure in patients at risk: a randomized trial. Am J Respir Crit Care Med 173:164–170

Flin, R., Maran, N. (2004): Identifying and training non-technical skills for teams in acute medicine. Qual Saf Health Care 13 Suppl 1: 80–84.

Gaba, D. M. (1989): Human error in anesthetic mishaps. International Anesthesiology Clinics 27(3): 137–147.

Gaba, D. M., Fish, K. J., Howard, S. K. (1994): Crisis management in anesthesiology. New York, Churchill Livingstone.

Gigerenzer, G. (2007): Bauchentscheidungen – Die Intelligenz des Unbewussten und die Macht der Intuition. München: Bertelsmann.

Haerkens, M. H., Kox, M., Lemson, J., Houterman, S., van der Hoeven, J. G., Pickkers, P. (2015): Crew Resource Management in the Intensive Care Unit: a prospective 3-year cohort study. Acta Anaesthesiol Scand 59(10): 1319–1329.

Hahn J, Hoffmann TK, Bock B et al. (2017) Angioedema. Dtsch Arztebl Int 114:489–496

Haig, K. M., Sutton, S., Whittington, J. (2006): SBAR: a shared mental model for improving communication between clinicians. Jt Comm J Qual Patient Saf 32(3): 167–175.

Haynes, A. B., Weiser, T. G., Berry, W. R., Lipsitz, S. R., Breizat, A. H., Dellinger, E. P., Herbosa, T., Joseph, S., Kibatala, P. L., Lapitan, M. C., Merry, A. F., Moorthy, K., Reznick, R. K., Taylor, B., Gawande, A. A. (2009). A Surgical Safety Checklist to Reduce Morbidity and Mortality in a Global Population. N Engl J Med.

Helm M, Schuster R, Hauke J et al. (2003) Tight control of prehospital ventilation by capnography in major trauma victims. Br J Anaesth 90:327–332

Helmreich, R. L., Foushee, C. H. (1993): Why Crew Resource Management? Empirical and Theoretical Basis of Human Factors Training in Aviation. In: Wiener,

E. L., Kanki, B. G., Helmreich, R. (1993): Cockpit Resource Management. San Diego: Academic Press: 3–45.

Hernandez G, Paredes I, Moran F et al. (2022) Effect of postextubation noninvasive ventilation with active humidification vs high-flow nasal cannula on reintubation in patients at very high risk for extubation failure: a randomized trial. Intensive Care Med 48:1751–1759

Hofinger G, Proske S, Soll H et al. (2014) FOR-DEC & Co – Hilfen für strukturiertes Entscheiden im Team. In: Heimann R, Strohschneider S, Schaub H (eds) Entscheiden in kritischen Situationen: Neue Perspektiven und Erkenntnisse. Verlag für Polizeiwissenschaft, Frankfurt a. M., p 119–137

Howard, S. K., Gaba, D., Fish, K. J., Yang, G. C. B., Sarnquist, F. H. (1992): Anesthesia Crisis Resource Management Training: Teaching Anesthesiologists to Handle Critical Incidents. Aviation, Space & Environmental Medicine 63(9): 763–770.

Hunt, E. A., Vera, K., Diener-West, M., Haggerty, J. A., Nelson, K. L., Shaffner, D. H., Pronovost, P. J. (2009): Delays and errors in cardiopulmonary resuscitation and defibrillation by pediatric residents during simulated cardiopulmonary arrests. Resuscitation 80(7): 819–825.

Kaltwasser A, Dubb R (2021) [Endotracheal suctioning]. Med Klin Intensivmed Notfmed 116:136–137

Kaltwasser A, Dubb R, Rothaug O (2017) Endotracheales Absaugen: Invasiver Eingriff mit Risiken. PflegenIntensiv 3:26–28

Kanki, B. G., Palmer, M. T. (1993): Communication and Crew Resource Management. In: Wiener, E. L., Kanki, B. G., Helmreich, R.: Cockpit resource management. San Diego: Academic Press: 99–136.

Katz SH, Falk JL (2001) Misplaced endotracheal tubes by paramedics in an urban emergency medical services system. Ann Emerg Med 37:32–37

Kolbe, M., Grande, B. (2016): »Speaking Up« statt tödlichem Schweigen im Krankenhaus. Gruppe. Interaktion. Organisation. Zeitschrift für Angewandte Organisationspsychologie (GIO) 47(4): 299–311.

Kydonaki K, Huby G, Tocher J et al. (2016) Understanding nurses' decision-making when managing weaning from mechanical ventilation: a study of novice and experienced critical care nurses in Scotland and Greece. J Clin Nurs 25:434–444

Landrigan, C. P., Parry, G. J., Bones, C. B., Hackbarth, A. D., Goldmann, D. A., Sharek, J. (2010): Temporal trends in rates of patient harm resulting from medical care. N Engl J Med 363(22): 2124–2134.

Makary, M. A., Daniel, M. (2016): Medical error-the third leading cause of death in the US. BMJ 353: i2139.

Martinez, W., Etchegaray, J. M., Thomas, E. J., Hickson, G. B., Lehmann, L. S., Schleyer, A. M., Best, J. A., Shelburne, J. T., May, N. B., Bell, S. K. (2015): »Speaking up« about patient safety concerns and unprofessional behaviour among residents: validation of two scales. BMJ Qual Saf 24(11): 671–680.

Medizinischer Dienst (Bund) (2021), Behandlungsfehlergutachten der medizinischen Dienste, https://md-bund.de/statistik/behandlungsfehlergutachten.html (entnommen 04.01.2023).

Miller, K., Riley, W., Davis, S. (2009): Identifying key nursing and team behaviours to achieve high reliability. J Nurs Manag 17(2): 247–255.

Moneret-Vautrin DA, Morisset M, Flabbee J et al. (2005) Epidemiology of life-threatening and lethal anaphylaxis: a review. Allergy 60:443–451

Nava S, Gregoretti C, Fanfulla F et al. (2005) Noninvasive ventilation to prevent respiratory failure after extubation in high-risk patients. Crit Care Med 33:2465–2470

Neale, G., Woloshynowych, M., Vincent, C. (2001): Exploring the causes of adverse events in NHS hospital practice. J R Soc Med 94(7): 322–330.

Neily, J., Mills, P. D., Young-Xu, Y., Carney, B. T., West, P., Berger, D. H., Mazzia, L. M., Paull, D. E., Bagian, J. P. (2010): Association between implementation of a medical team training program and surgical mortality. JAMA 304(15): 1693–1700.

Popper, Karl (1991): »Ich weiß, dass ich nichts weiß – und kaum das«: Karl Popper im Gespräch über Politik, Physik und Philosophie. Frankfurt a. M.: Ullstein.

Rall M, Koppenberg J, Hellmann L et al. (2013) Crew Resource Management (CRM) und Human Factors. In: Moecke H, Marung H, Oppermann S (eds) Praxishandbuch Qualitäts- und Risikomanagement im Rettungsdienst. MWV Medizinisch Wissenschaftliche Verlagsgesellschaft, p 149–157

Rall M, Oberfrank S (2013) [Human factors and crisis resource management: improving patient safety]. Unfallchirurg 116:892–899

Rall, M. (2004): Erhöhung der Patientensicherheit durch Crisis Resource Management (CRM) Training. Journal für Anästhesie und Intensivbehandlung, 2: 98–104.

Rall, M. (2010): Notfallsimulation für die Praxis. Notfallmedizin, Up2date (5): 1–24.

Rall, M. (2012): Patientensicherheit: Daten zum Thema und Wege aus der Krise (Patient safety: Data on the topic and ways out of the crisis). Der Urologe 51(11): 1523–1532.

Rall, M. (2013). Human Factors und CRM: Eine Einführung. In: St. Pierre, M., Breuer, G. (Hrsg.) (2013): Simulation in der Medizin – Grundlegende Konzepte – Klinische Anwendung..Anwendung. Berlin, Heidelberg: Springer: 135–153.

Rall, M., Dieckmann, P. (2005): Safety culture and crisis resource management in airway management: general principles to enhance patient safety in critical airway situations. Best Pract Res Clin Anaesthesiol 19(4): 539–557.

Rall, M., Gaba, D. M. (2009): Human performance and patient safety. Miller's Anesthesia. R. D. Miller. Philadelphia, PA, Elsevier, Churchhill Livingstone: 93–150.

Rall, M., Glavin, R., Flin, R. (2008): The ›10-seconds-for-10-minutes principle‹ – Why things go wrong and stopping them getting worse. Bulletin of The Royal College of Anaesthetists – Special human factors issue(issue (51): 2614–2616.

Rall, M., Lackner, C. (2010): Crisis Resource Management (CRM – Der Faktor Mensch in der Akutmedizin). Notfall Rettungsmed 13: 349–356.

Rall, M., Schaedle, B., Zieger, J., Naef, W., Weinlich, M. (2002):.): Neue Trainingsformen und Erhohung der Patientensicherheit – Sicherheitskultur und integrierte Konzepte (Innovative training for enhancing patient safety. Safety culture and integrated concepts). Unfallchirurg 105(11): 1033–1042.

Rall, M., van Gessel, E., Staender, S. (2011): Education, teaching & training in patient safety. Best Pract Res Clin Anaesthesiol 25(2): 251–262.

Reason, J. (1994): Human error. Cambridge: Cambridge University Press.

Reason, J. T. (2000): Human Error: models and management. British Medical Journal 320: 768–770.

Runciman, W. B., Merry, A. F. (2005): Crises in clinical care: an approach to management. Qual Saf Health Care 14(3): 156–163.

Schulz, C. M., Burden, A., Posner, K. L., Mincer, S. L., Steadman, R., Wagner, K. J., Domino, K. B. (2017): Frequency and Type of Situational Awareness Errors Contributing to Death and Brain Damage: A Closed Claims Analysis. Anesthesiology 127(2): 326–337.

Silvestri S, Ralls GA, Krauss B et al. (2005) The effectiveness of out-of-hospital use of continuous end-tidal carbon dioxide monitoring on the rate of unrecognized misplaced intubation within a regional emergency medical services system. Ann Emerg Med 45:497–503

Thille AW, Muller G, Gacouin A et al. (2019) Effect of Postextubation High-Flow Nasal Oxygen With Noninvasive Ventilation vs High-Flow Nasal Oxygen Alone on Reintubation Among Patients at High Risk of Extubation Failure: A Randomized Clinical Trial. JAMA 322:1465–1475

Timmermann A, B.W. Boettiger, Byhahn C et al. (2019) AWMF Leitlinie »Prähospitales Atemwegsmanagement«.

Treiber, L. A., Jones, J. H. (2018): After the Medication Error: Recent Nursing Graduates' Reflections on Adequacy of Education. J Nurs Educ 57(5): 275–280.

Treiber, L. A., Jones, J. H. (2018). Making an Infusion Error: The Second Victims of Infusion Therapy-Related Medication Errors. J Infus Nurs 41(3): 156–163.

Valentin, A., Capuzzo, M., Guidet, B., Moreno, R., Metnitz, B., Bauer, P., Metnitz, P. (2009): Errors in administration of parenteral drugs in intensive care units: multinational prospective study. BMJ 338: b814.

Waterman, A. D., Garbutt, J., Hazel, E., Dunagan, W. C., Levinson, W., Fraser, V. J., Gallagher, T. H. (2007): The emotional impact of medical errors on practicing physicians in the United States and Canada. Jt Comm J Qual Patient Saf 33(8): 467–476.

Wiener, E., B. Kanki and R. Helmreich (1993). Cockpit Resource Management. San Diego, Academic Press.

Worm M, Edenharter G, Ruëff F et al. (2012) Symptom profile and risk factors of anaphylaxis in Central Europe. Allergy 67:691–698

Ziewacz, J. E., Arriaga, A. F., Bader, A. M., Berry, W. R., Edmondson, L., Wong, J. M., Lipsitz, S. R., Hepner, D. L., Peyre, S., Nelson, S., Boorman, D. J., Smink, D. S., Ashley, S. W., Gawande, A. A. (2011). Crisis checklists for the operating room: development and pilot testing. J Am Coll Surg 213(2): 212–217 e210.